AF898407

YOGA PAUSEN

für zwischendurch

So funktionieren die Audio-Downloads:

Alle in diesem Buch vorgestellten Flows und Atemübungen sind auch als Audio-Dateien zum Anhören verfügbar. Einfach den jeweils angegebenen QR-Code scannen oder Link in die Adresszeile des Browsers eingeben und die gesprochene Version direkt anhören oder herunterladen. Mehr Informationen zum Gebrauch der Audio-Dateien findest du auf der unten angegebenen Website.

Hier geht es zur Übersicht aller verfügbaren Audio-Dateien:

https://more4u.online/DKf

Im Buch verwendete Abkürzungen:

wdh. = wiederhole(n)
Sek. = Sekunde(n)
Min. = Minute(n)

→ = dieser Pfeil bedeutet, dass es auf der nächsten Seite weitergeht

Wichtige Hinweise:

Bitte verwende für die Übungen einen stabilen, sicher stehenden Stuhl.
Es darf kein Klappstuhl oder Drehstuhl auf Rollen verwendet werden!

Bitte konsultiere bei gesundheitlichen Problemen, vorhandenen Verletzungen oder einer Schwangerschaft einen Arzt, bevor du mit den Flows beginnst. Falls während der Ausführung der Übungen Schmerzen auftreten, solltest du die Ausführung abbrechen und mit einem Arzt Rücksprache halten, bevor du weiterübst. Überfordere dich nicht, wähle die Flows deiner persönlichen körperlichen Verfassung entsprechend aus.

Dieses Buch wurde nach aktuellem Wissensstand sorgfältig erarbeitet. Dennoch erfolgen alle Angaben ohne Gewähr. Autorin und Verlag haften nicht für eventuelle Nachteile und Schäden, die aus den in diesem Buch gezeigten Übungen und genannten Ratschlägen resultieren.

INHALT

HERZLICH WILLKOMMEN

Wie schön, dass du den Weg zu meinen „Yoga-Pausen für zwischendurch“ gefunden hast.

Pausen sind so wichtig für unser Wohlbefinden. Sie reduzieren Stress, versorgen uns mit Energie und kurbeln unsere Leistung an. Mit den „Yoga-Pausen für zwischendurch“ werden sich deine Pausen ab sofort sogar wie ein Kurzurlaub anfühlen – und du brauchst gerade mal 15 Minuten dafür (oder auch weniger)!

In meiner jahrelangen Praxis als Yoga-Lehrerin, Yoga-Therapeutin und Ayurveda-Therapeutin habe ich immer wieder festgestellt, wie glücklich uns Bewegung macht. Leider kommt sie in unserem Alltag oft zu kurz. Sind wir doch mal ehrlich: Vielen von uns fehlt die Gelegenheit und vor allem die Zeit.

Wie bekommen wir also Bewegung in unseren Alltag integriert, ohne viel Aufwand dafür betreiben zu müssen? Nach und nach entwickelte sich meine Idee der „Yoga-Pausen für zwischendurch“: Ich möchte mit dir dort starten, wo du dich im Alltag meist viel zu lange wiederfindest - auf deinem Stuhl. Wir holen die Bewegung also direkt an deinen Sitzplatz.

Es ist ganz einfach: Du bleibst für deine Yoga-Pause da wo du gerade bist und musst dich weder umziehen noch eine Matte ausrollen. Du brauchst lediglich einen stabilen Stuhl ohne Armlehnen (bei manchen Übungen auch zwei Stühle). Es reichen maximal 15 Minuten Zeit, um dich ausgeruhter, erfrischter und vitaler zu fühlen. Wenn du am Anfang länger als die jeweils angegebene Zeit brauchst, ist das ganz normal. Die Dauer deiner Yoga-Pausen variiert auch etwas je nach deinem individuellen Atemrhythmus. Je geübter du mit der Zeit wirst, desto fließender werden deine Bewegungsabläufe im Einklang mit deinem Atem.

Wie genau funktionieren nun die „Yoga-Pausen für zwischendurch"? Jede Yoga-Pause ist ein *Flow*. Flows sind Bewegungsabläufe, die im Einklang mit deinem Ein- und Ausatmen stattfinden. Die Grundlagen der in diesem Buch beschriebenen Flows kommen alle aus dem Yoga. Dort werden die einzelnen Bewegungen *Asanas* genannt. Einige Asanas habe ich zu 15 verschiedenen Flows zusammengestellt. Jeder Flow hat ein anderes Thema, und passend zu diesen Themen habe ich die Bewegungsabläufe wie eine Choreographie beim Tanzen gestaltet. Aber keine Sorge: Du musst dafür kein Yoga können oder gar sehr beweglich sein. Alle Flows kannst du sofort ohne Vorkenntnisse oder Übung ausführen. Auch ein Aufwärmen ist nicht mehr nötig. Setze dich nicht unter Druck, wenn es mit dem zu den Bewegungen passenden Ein- und Ausatmen nicht gleich klappt. Du wirst feststellen, dass sich deine Atmung und die Bewegung mit der Zeit immer mehr verbinden. Das ist die Magie der Flows!

Wenn du durch das Buch blätterst, stellst du fest, dass die meisten Flows sitzend auf dem Stuhl starten. Bei einigen beginnst du im Stehen vor oder hinter dem Stuhl. Auch zwischendurch kommst du während der Flows in den Stand, um dich zu weiten und zu dehnen, um „mehr Raum zu fühlen". Und dennoch benötigst du nur wenig Platz, um die Flows durchzuführen. Die kleinen Pfeile, die du auf manchen Abbildungen siehst, sollen die im Text beschriebene Richtung der Bewegung verdeutlichen.

Starte am besten mit dem Basic Flow, der dir eine gute Grundlage für die weiteren Flows vermittelt. Du fühlst dich müde und abgekämpft? Der Glow Flow wird dir wieder ein Strahlen ins Gesicht zaubern. Oder ist dein Nacken heute verspannt? Dann wähle den Neck-Shoulder-Flow. Wenn du einen aufregenden, sehr hektischen Tag hinter dir hast oder mittendrin steckst, dann erde und beruhige dich mit dem calma Flow.

Da das Atmen bei diesen Flows eine zentrale Bedeutung einnimmt, habe ich zusätzlich fünf besondere Atemtechniken aus dem Yoga für dich zusammengestellt (S. 8–11). Am Ende jedes Flows findest du einen Vorschlag, mit welcher Atemübung du ihn am besten abschließen kannst. Alle Atemübungen lassen sich auch ganz unabhängig von den Flows praktizieren. Vor allem in stressigen, herausfordernden Situationen, einfach mal zwischendurch für ein paar Minuten, sorgen sie für Entspannung, Ruhe und Gelassenheit.

→

Zu jedem Flow findest du als kleines Extra ein passendes *Mantra*, ein gedanklicher Glücksbringer und mentaler Anker, der dir Zuversicht und Kraft für jeden Tag gibt. Nutze es, indem du es dir mit kräftiger Stimme vorsprichst oder gedanklich konzentriert mehrmals wiederholst.

Zusätzlich habe ich für dich zu jedem Flow eine geeignete Übung aus dem Fingeryoga, eine sog. *Mudra*, ausgesucht. Ich liebe Mudras! Sie sind einfach zu praktizieren und haben dabei so eine große Kraft. Sie sind mir von jeher ein großer Schatz und Unterstützer, sodass ich sie als wertvolle Bereicherung auch für dich in dieses Buch mit aufgenommen habe. Neugierig geworden? Mehr Informationen dazu findest du ab S. 124.

Am besten liest du erst einmal die Texte und siehst dir die Fotos an, bevor du die Übungen durchführst. Als zusätzliche Unterstützung habe ich alle Flows Schritt für Schritt zum Anhören für dich eingesprochen (siehe dazu auch S. 2). Mit diesen geführten Anleitungen kannst du die Flows jederzeit auch ohne das Buch praktizieren.

Starte am besten gleich mit dem Basic Flow und spüre, wie du dich mit dir verbindest. Ich wünsche dir viel Freude dabei.

Schön, dass es dich gibt.

ATEMÜBUNGEN

Im Yoga wird die Atmung *Pranayama* genannt. Mit *Prana* ist unsere Lebensenergie, unsere Lebenskraft und auch die Lebendigkeit im Atem gemeint. *Yama* bedeutet Schulung und Selbstkontrolle. Wir können also durch Pranayama unseren eigenen Atem beeinflussen und schulen. Im Pranayama gibt es viele Techniken. Einige Atemübungen können wir uns in kurzer Zeit selbst beibringen, andere wiederum erfordern über Jahre Zeit und einen erfahrenen Lehrenden, der dich begleitet.

Es existieren mehrere Prana-Quellen, wobei die wichtigste die Luft zum Atmen ist. Durch gezielte Atemtechniken können wir das Prana aus der Luft herausfiltern und durch die bewusste Steuerung des Atems in verschiedene Bereiche über Energiebahnen im Körper (im Yoga und Ayurveda als *Nadis* bekannt) lenken. Im Durchschnitt atmen wir als Erwachsene 23.000–24.500x am Tag (24 h). Durch die Atemschulung gelingt uns ein achtsameres, ruhigeres Atmen und eine Steigerung des Pranas aus dem Sauerstoff. Das wird dich in deiner Lebendigkeit und Strahlkraft unterstützen. Schon ein bewusster Atemzug kann alles positiv verändern.

Erlerne die Möglichkeiten, deinen Atem sinnvoll zu lenken und dir das Wichtigste zuzuführen, das es gibt: Prana = Lebensenergie. Die in diesem Kapitel beschriebenen fünf Atemtechniken sind so ausgewählt, dass du sie optimal mit den 15 Flows kombinieren kannst. Die jeweils passendste Atemübung ist am Ende jedes Flows angegeben. Die Kräfte, die du durch deine Flows entfaltest, können im Anschluss durch diese Atemübungen noch lange erhalten bleiben. Deine fühlbare Lockerheit nach den Bewegungsabläufen kannst du durch die bewusste Atemschule, die du nach einer kurzen Ruhephase (*Shavasana*) praktizierst, steigern, um dich viel lebendiger und konzentrierter zu fühlen.

→

NADI SHODANA

Die ausgleichende Wechselatmung

Die Wirkung dieser Atemtechnik hängt davon ab, aus welchem Nasenloch du am Ende der letzten Runde ausatmest.

1 Begib dich in eine aufrechte Sitzhaltung und lege deine linke Hand auf dem linken Oberschenkel ab. Deine Gesichtsmuskulatur ist entspannt.

2 Beuge den Ring- und Mittelfinger der rechten Hand zur Handfläche und schließe mit dem rechten Daumen sanft deinen rechten Nasenflügel (Abb.). Daumen, Zeige- und kleiner Finger bleiben dabei ausgestreckt. Atme durch das linke Nasenloch ein.

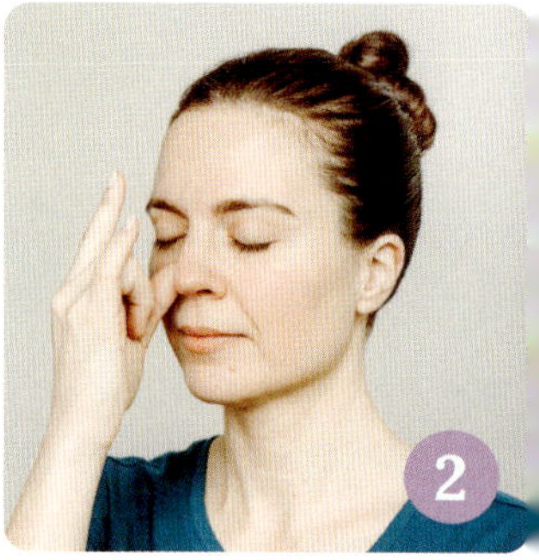

3 Schließe dein linkes Nasenloch, indem du nun sanft mit dem Ring- und kleinen Finger gegen den Nasenflügel presst (Abb.). Öffne dabei das rechte Nasenloch, um tief auszuatmen.

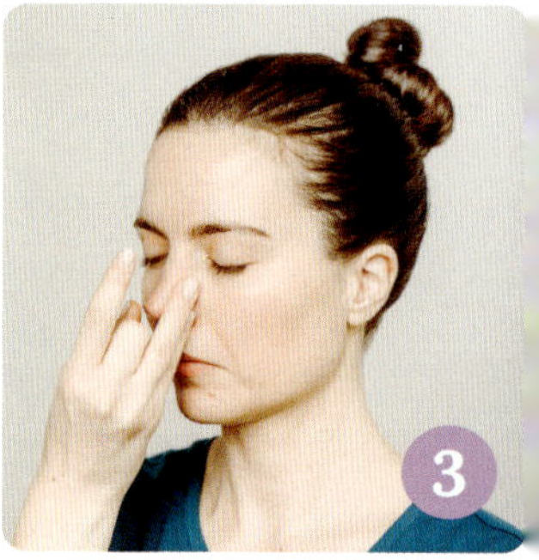

4 Atme wieder durch das rechte Nasenloch ein und schließe es mit dem rechten Daumen.

5 Öffne dabei das linke Nasenloch und atme aus. Wdh. diesen Atemzyklus 6–8x.

https://more4u.online/Hbp

GOOD to KNOW

Nach der letzten Runde rechts ausatmend:
fördert deine Konzentration; hilft, dich zu fokussieren und macht dich hellwach

Nach der letzten Runde links ausatmend:
entschleunigt und beruhigt dich; jede Art von Stress und Nervosität wird gemindert

Deine Benefits:

- ★ reinigt deine Nadis und steigert dein Prana
- ★ schenkt dir körperliche und geistige Harmonie

Um die Effekte der Wechselatmung zu steigern, lege nach mehrmaligem Üben deinen rechten Zeige- und Mittelfinger während der Atemzyklen an die Stirn, statt sie in die Hand zu beugen.

UJJAYI

Der Ozean in dir

Diese erhabene Atemübung gleicht dem Sound des Ozeans, deshalb wird sie oft die „ozeanische Atmung“ genannt. Sie ist aber auch als „siegreiche Atmung“ bekannt, da sie dich „anhebt“.

Ujjayi ist einfach zu praktizieren: Hauche zuerst mit offenem Mund in deine Handfläche hinein und spüre dabei die Wärme. Atme dann durch die Nase ein. Nun hauchst du mit geschlossenem Mund durch die Nase nach außen. Dabei verengt sich deine Stimmritze und das Hauchen im Mund wird hörbar, denn es entsteht ein Reibelaut. Dieser Laut ähnelt dem Sound des Ozeans. Atme durch die Nase ein und hauche mit geschlossenem Mund durch die Nase aus, wenn du einen schnellen Energiekick brauchst. Übe sooft und wann immer du kannst, um deine Ujjayi-Atmung zu verfeinern.

https://more4u.online/NmL

GOOD to KNOW

Ujjayi ist eine der wichtigsten Atemübungen im Yoga. Einmal gelernt, kannst du sie sogar während jedem Flow durchgehend anwenden und den meditativen Zustand genießen.

Deine Benefits:

- wärmt innerlich und schützt dich bei allen Bewegungen
- steigert deine Konzentration und dein Wohlbefinden
- beruhigt dich auf allen Ebenen
- du kannst deinen Atem fortwährend beobachten und ihn mehr und mehr kennenlernen
- erfrischt dich geistig und macht dich dadurch kreativer

BHRAMARI

Das Bienensummen

Setze dich mit geradem Rücken auf den Stuhl und führe beide Zeigefinger an die Ohrknorpel. Schließe mit sanftem Druck der Zeigefinger deine Ohren, dann schließt du deine Augen und deinen Mund. Schenke dir ein Lächeln, um die Gesichts- und

Nackenmuskulatur zu entspannen (Abb.). Atme durch die Nase ein und atme summend durch die Nase wieder aus. Verstärke den Summton bei jedem folgenden Ausatmen und wdh. die Übung 8–10x.

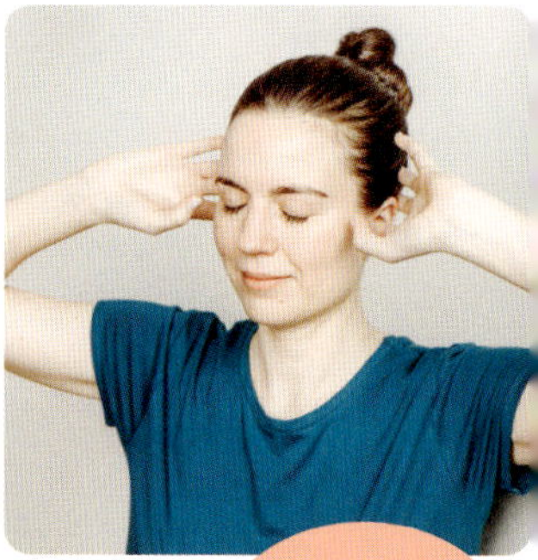

https://more4u.online/LTR

GOOD to KNOW

Durch das Summen beim Ausatmen entsteht im Körper eine Vibration, die den Gemütszustand positiv beeinflusst und alle Sinne beruhigt.

Deine Benefits:

- gute Laune und fühlbare Leichtigkeit
- stressreduzierend und entspannend
- verlangsamt und vertieft deinen Atemrhythmus und beruhigt dadurch deinen Geist

SITALI/SITKARI

Ein kühler Hauch durchströmt mich

In hitzigen Situationen und als schneller Retter in der Not ist das *Sitali-/Sitkari-Pranayama* einfach und wirkungsvoll anzuwenden.

Setze dich dafür bequem auf deinen Stuhl, schließe die Augen und strecke deine Zunge heraus. Rolle deine Zunge länglich zu einem Röhrchen zusammen (Sitali-Variante, Abb. 1). Falls dir das nicht gelingt, rolle die Zunge im Mundraum nach hinten und lasse den Mund dabei geöffnet (Sitkari-Variante, Abb. 2). Jetzt atme ein und genieße den kühlen Atemzug. Bei beiden Varianten schließt du den Mund nach dem Einatmen und atmest durch die Nase aus. Wdh. die Übung 10x.

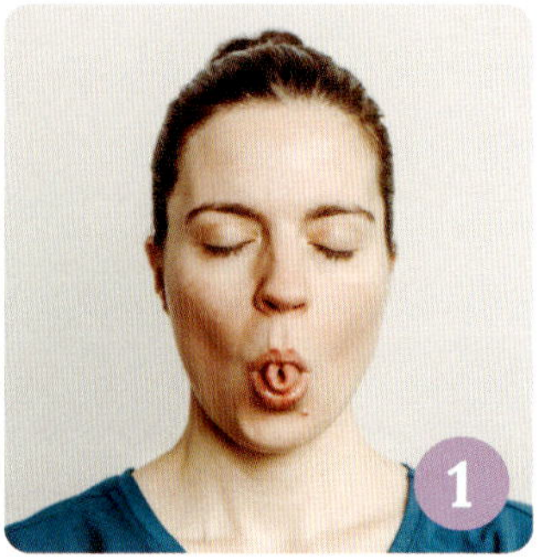
1

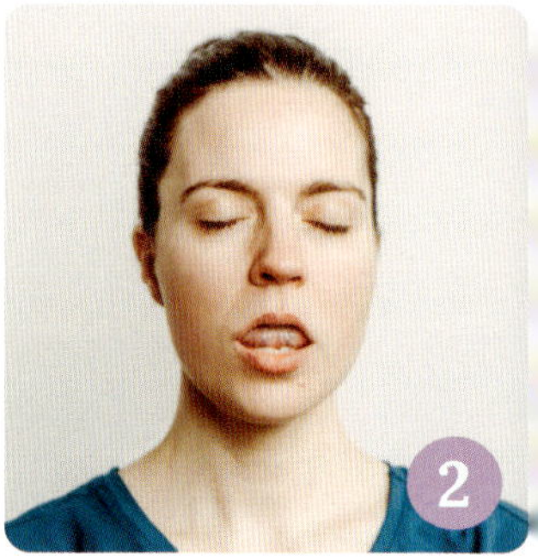
2

https://more4u.online/qFm

GOOD to KNOW

Diese Atemübung mit ihrer von innen kühlenden Wirkung ist an heißen Sommertagen besonders hilfreich. Auch in hitzigen Situationen, falls du kurz davor bist, die Fassung zu verlieren, sorgt sie für Gelassenheit und bringt dich in deine Mitte zurück.

Deine Benefits:

- sehr unterstützend bei Heißhunger-Attacken und bei Durst, wenn gerade nichts zu trinken greifbar ist
- sehr gut gegen Hitzewallungen
- harmonisierend und erfrischend
- reinigend und atemvertiefend
- kann sogar dein Denken positiv stimulieren

DIE 4-7-8 ATMUNG

Sinnvoll den Atem steuern

Einfach und mit direkt spürbarer Wirkung kannst du diese Atmung nach deinem Flow praktizieren und in kritischen Situationen Ruhe und Gelassenheit bewahren.

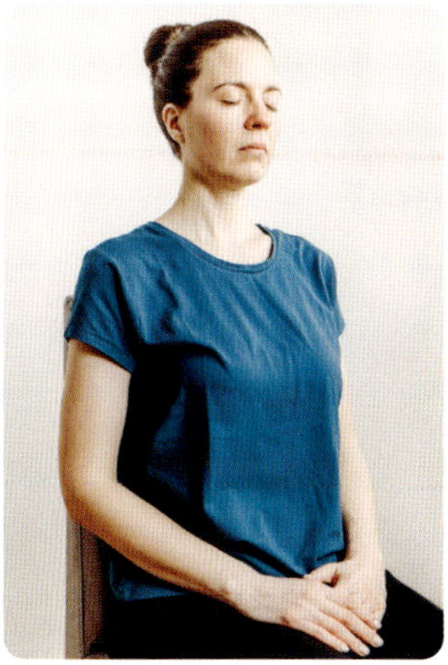

Setze dich mit geradem Rücken auf deinen Stuhl und schließe die Augen. Lege deine Hände entspannt im Schoß oder auf den Oberschenkeln ab (Abb.). Atme in einem für dich angenehmen Rhythmus 4 Sek. durch die Nase ein und zähle dabei lautlos. Halte den Atem 7 Sek. an, dann atme 8 Sek. kräftig und geräuschvoll durch den Mund wieder aus.

https://more4u.online/fR3

GOOD to KNOW

Du kannst die Atmung auch im Liegen nach einem anstrengenden Tag vor dem Schlafen oder während einer schlaflosen Nacht praktizieren, um so belastende Gedanken schneller fortzuschicken oder sogar zu vertreiben.

Deine Benefits:

- Ruhe, Entspannung und Gedankenstille
- unmittelbare Beruhigung des Nervensystems

BASIC FLOW

Finde deine Basis

ca. 14 Minuten (ohne Pranayama)

Passende Mudra: Dhyana Mudra (S. 125)

https://more4u.online/pba

GOOD TO KNOW

„Basic" ist die Basis, auf der du alles aufbauen kannst, die dir Sicherheit und Ausgeglichenheit schenkt.

Dein

Basic-Flow-Mantra:

Ich stabilisiere meine Basis, meine Kreativität ist grenzenlos.

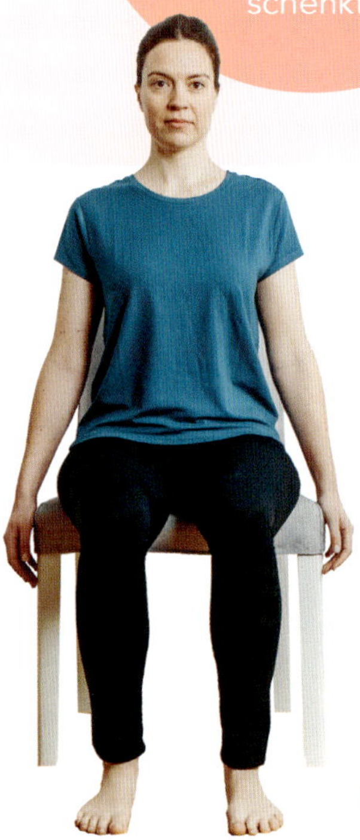

1

1

Setze dich nah an die Stuhlkante und richte deine Wirbelsäule auf. Stelle deine Füße hüftbreit auf und spreize deine Zehen. Deine Arme hängen entspannt an den Körperseiten, die Fingerspitzen zeigen nach unten (Abb.).

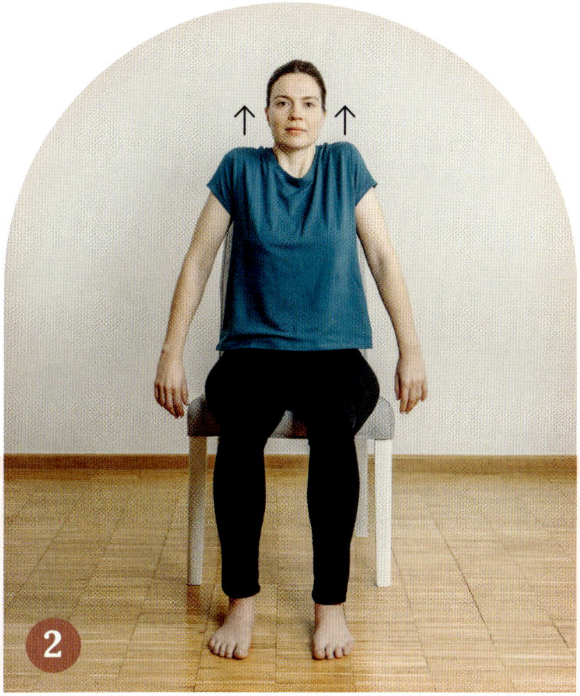

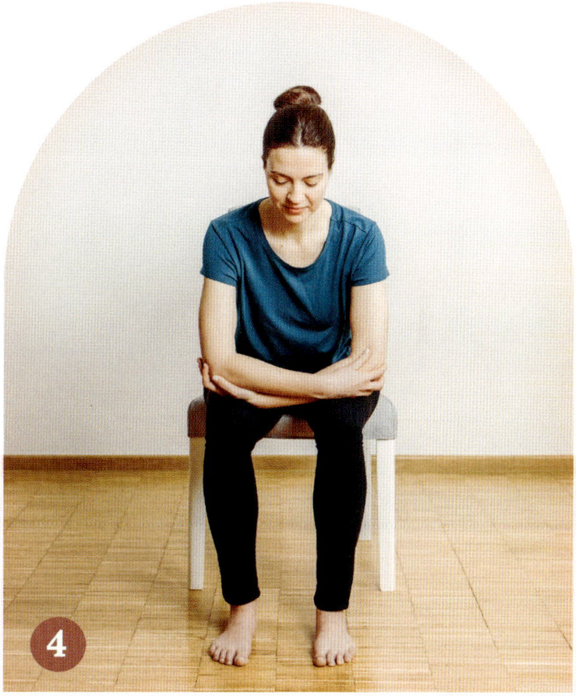

2

Ziehe einatmend deine Schultern Richtung Ohren (Abb.), ausatmend löst du deine Schultern; 3x wdh.

3

Schüttle deine Hände und Finger und streiche im Anschluss jeden einzelnen Finger von der Hand bis zur Fingerspitze aus.

4

Strecke beim nächsten Einatmen deine Arme nach oben und bewege dabei deine Finger, ausatmend greifst du deine Ellbogen und legst sie locker auf die Oberschenkel. Dein Oberkörper beugt sich dabei nach vorne, dein Nacken ist entspannt. Richte deinen Blick zur Nasenspitze (Abb.).

→

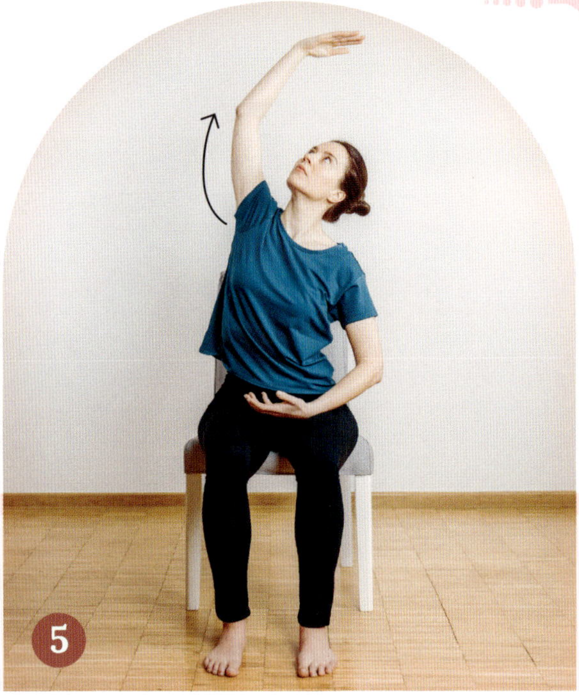

5

Einatmend löst du die rechte Hand vom linken Ellbogen und streckst sie in weitem Bogen über die rechte Körperseite nach oben, schaue dabei deiner Hand hinterher (Abb.). Ausatmend bewegst du den Arm wieder nach unten und greifst zum linken Ellbogen. Beim nächsten Einatmen streckst du die linke Hand nach oben und folgst ihr mit dem Blick. Ausatmend legst du die linke Hand wieder zum rechten Ellbogen.

6

Beim nächsten Einatmen längst du deinen Rücken und blickst zur Stirn. Ausatmend lässt du beide Arme locker nach unten fallen, der Kopf und Oberkörper neigen sich dabei sanft nach unten. Der Nacken ist entspannt, dein Blick richtet sich zur Nase hin.

7

Einatmend streckst du beide Arme nach oben, ziehst dabei den Oberkörper mit und greifst ausatmend in der Luft deine Ellbogen. Lege sie wieder auf die Oberschenkel. Einatmend löst du dieses Mal die linke Hand zuerst und streckst sie in weitem Bogen über die linke Körperseite nach oben. Blicke deiner Hand hinterher. Ausatmend legst du sie zurück zum rechten Ellbogen. Wdh. einatmend die Bewegung mit der rechten Hand und Körperseite.

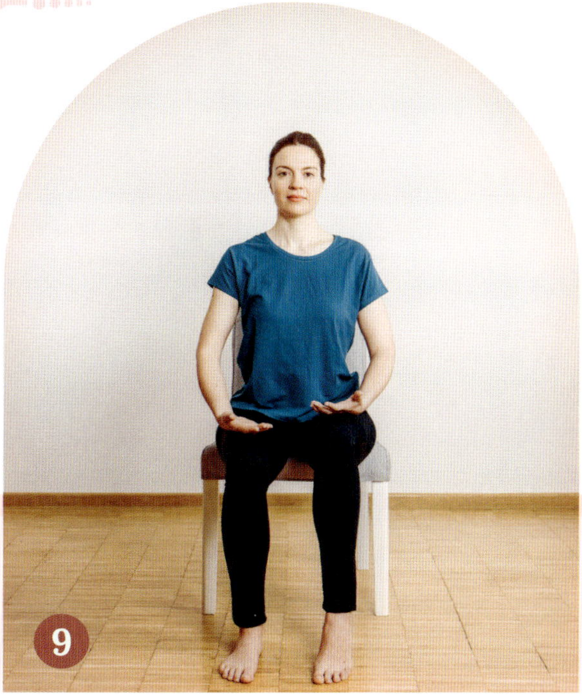

8

Ausatmend greifst du erneut deine Ellbogen, legst sie locker auf die Oberschenkel und schließt kurz die Augen. Einatmend längst du den Rücken, öffnest sanft die Augen und schaust in Richtung Stirn. Lasse beide Arme ausatmend los und Richtung Boden fallen, dein Kopf und Oberkörper neigen sich sanft nach unten, dein Nacken bleibt dabei entspannt. Richte den Oberkörper einatmend auf und komme in einen lockeren Sitz.

9

Stelle deine Füße hüftbreit auf. Lege die Handrücken locker auf den Oberschenkeln ab und tritt 10 Atemzüge lang abwechselnd mit den Fußballen auf der Stelle. Erst langsam, dann erhöhe das Tempo (Abb.).

→

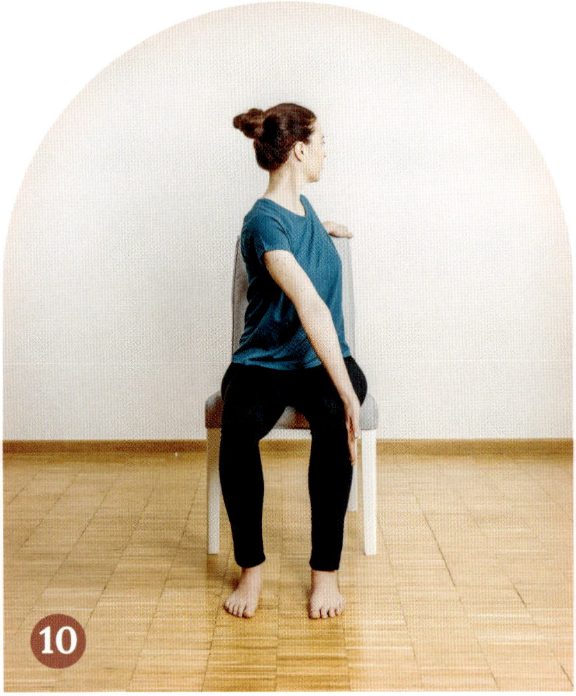

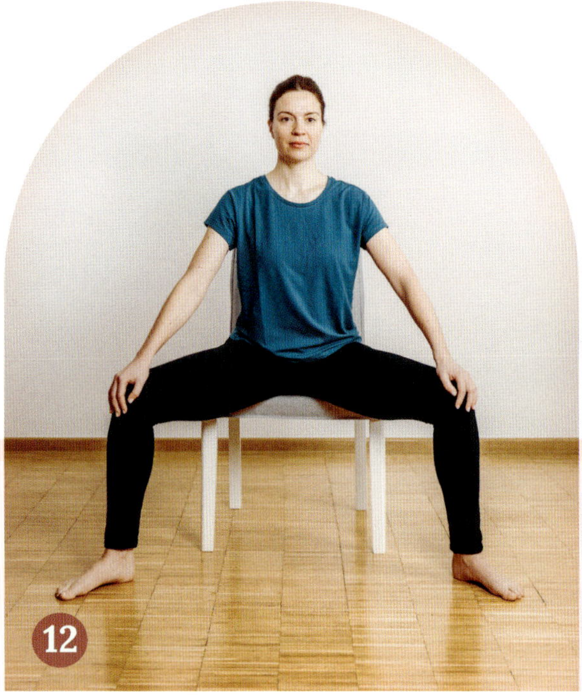

10

Stelle die Füße wieder auf, atme ein und lege deinen rechten Handrücken außen an dein linkes Knie. Lege deine linke Hand auf die Stuhllehne, richte die Wirbelsäule auf und drehe den Oberkörper nach links. Atme tief aus und richte deinen Blick weit nach links (Abb.). Beim nächsten Einatmen längst du erneut deine Wirbelsäule, löst die Haltung beim Ausatmen und drehst dich wieder nach vorne. Einatmend legst du den linken Handrücken außen an dein rechtes Knie, richtest die Wirbelsäule auf, drehst dich und schaust nach rechts und atmest tief aus. Atme wieder ein und länge dabei nochmals die Wirbelsäule, dann drehe dich ausatmend zurück nach vorne.

11

Ziehe noch einmal einatmend beide Schultern zu den Ohren und löse sie ausatmend mit einem tiefen, hörbaren Seufzer.

12

Grätsche deine Beine mit gebeugten Knien. Deine rechten Zehen schauen nach rechts, deine linken Zehen nach links. Umfasse mit beiden Händen die Knie (Abb.). Einatmend längst du die Wirbelsäule und schaust Richtung Stirn, ausatmend beugst du dich soweit du kannst mit langem Rücken nach vorne. Jetzt löst du sanft den Nacken und blickst Richtung Nase. Öffne deinen Mund, atme aus und strecke deine Zunge heraus. →

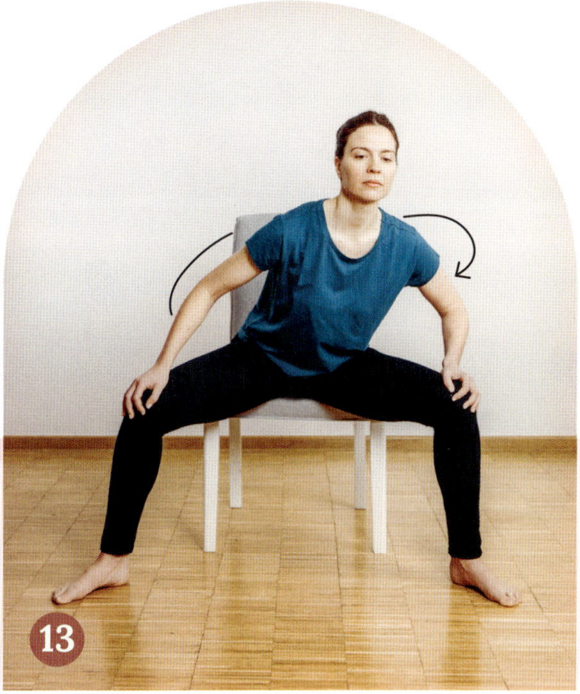

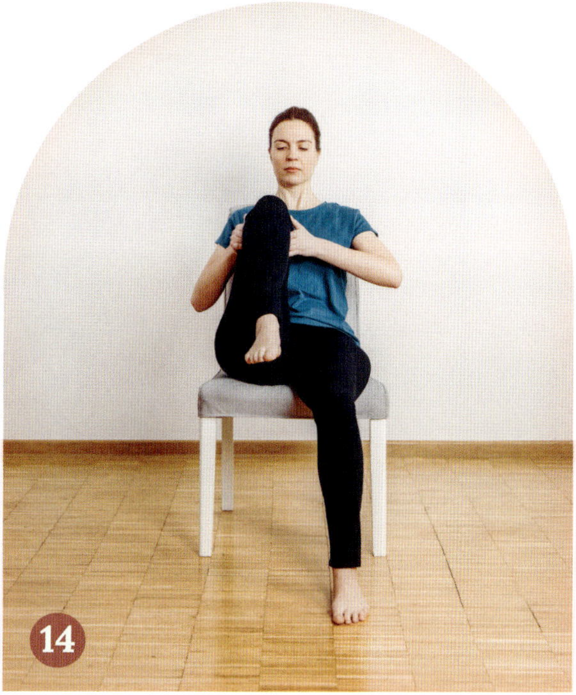

Ziehe einatmend deine Zunge zurück und richte deinen Oberkörper auf; 3x wdh.

13

Du bist aufgerichtet, deine Hände liegen weiterhin auf den Knien. Kreise großzügig 5x mit dem Oberkörper über die linke Körperseite. Wenn du vorne ankommst, atme aus, wenn du hinten bist, atme ein. Wechsle die Richtung (Abb.) und kreise 5x über rechts, komme anschließend zurück zur Mitte.

14

Atme ein und lockere deine Beine, stelle deine Füße hüftbreit auf. Beuge ausatmend den Oberkörper nach vorne und greife mit beiden Händen in die rechte Kniekehle. Ziehe einatmend dein rechtes Knie so weit wie möglich zu deinem Brustkorb, lehne dich dabei nach hinten an die Stuhllehne (Abb.). Lasse deinen Unterschenkel entspannt 5 Atemzüge lang nach vorne und nach hinten schaukeln und stelle ausatmend den Fuß wieder ab. Wechsle mit den Händen zur linken Kniekehle und wdh. die Übung mit dem linken Bein.

→

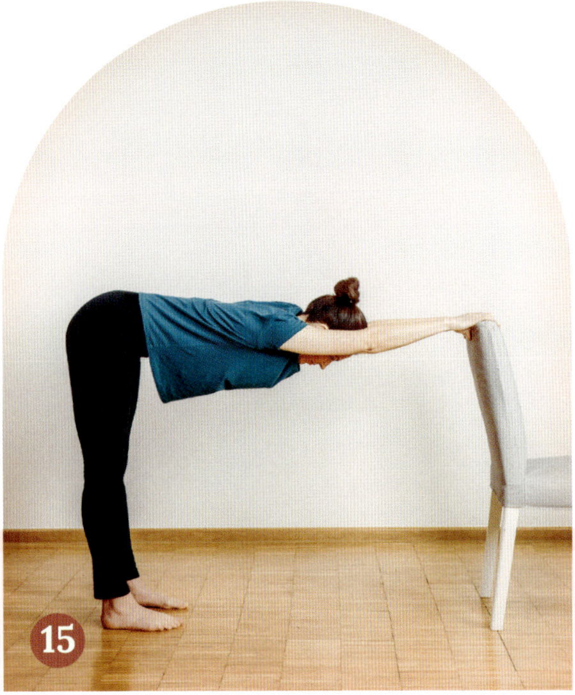

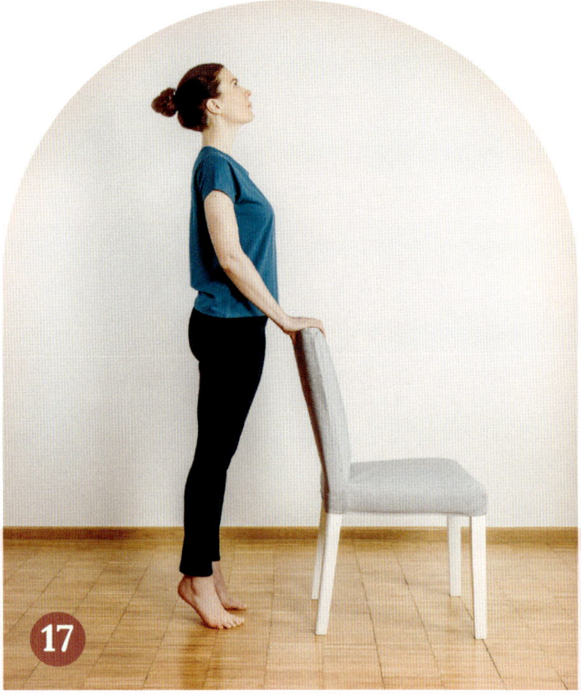

15

Stelle dich nun hinter den Stuhl. Deine Hände liegen schulterbreit auf der Lehne. Tritt ein paar Schritte nach hinten, sodass deine Arme gestreckt sind und dein Körper im 90-Grad-Winkel gebeugt ist. Dein Kopf liegt zwischen deinen Oberarmen. Der Blick ist zur Nase gerichtet (Abb.).

16

Ziehe deine Sitzbeinhöcker einatmend sanft nach oben und entspanne sie beim Ausatmen. Bleibe für ein tiefes Ein- und Ausatmen in dieser Haltung.

17

Mit dem nächsten Einatmen stellst du dich auf deine Fußballen und gehst nach vorne zur Stuhllehne. Lege deine Hände schulterbreit geöffnet auf die Stuhllehne und bleibe auf den Fußballen stehen. Dein Blick ist zur Decke gerichtet. Ausatmend setzt du die Fersen auf und richtest deinen Blick zur Nase. Einatmend stellst du dich wieder auf die Fußballen und richtest deinen Blick zur Decke; 3x wdh. (Abb.)

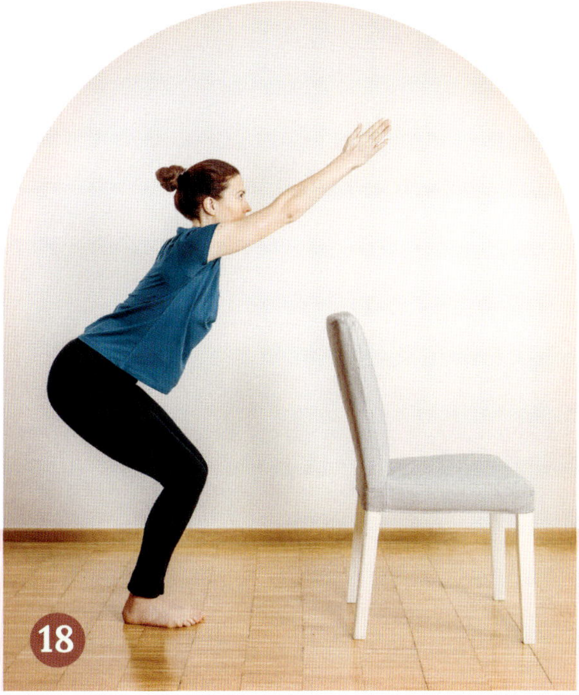

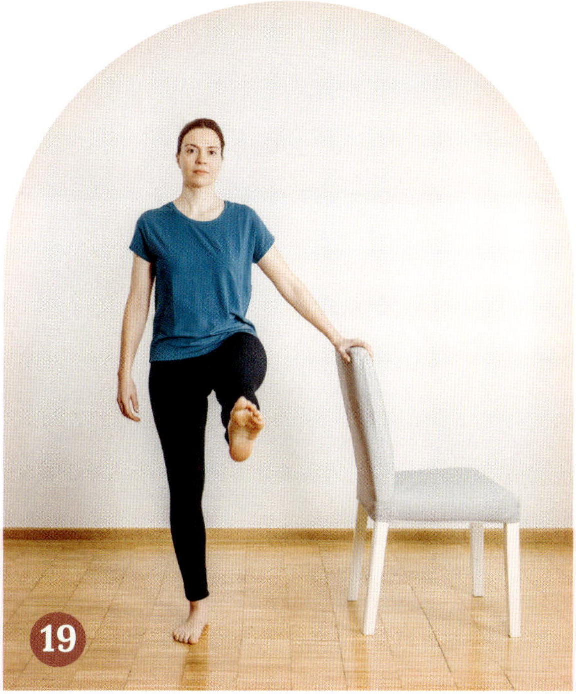

18

Halte dich mit den Händen an der Stuhllehne fest und tritt einatmend 2 Fußlängen zurück. Deine Beine sind geschlossen. Ziehe deine Knie eng zueinander, beuge sie und atme tief aus. Löse einatmend deine Hände von der Stuhllehne, lege die Handinnenflächen zusammen und strecke deine Arme nach vorne und leicht schräg nach oben. Halte deine Handinnenflächen fest zusammen, schaue zu deinen Daumen. Halte diese Position für 3 Atemzüge und löse sie auf (Abb.).

19

Lege deine linke Hand auf die Stuhllehne. Drehe dich nach rechts auf und lasse dein linkes Bein 5 Atemzüge lang gestreckt nach vorne und hinten schaukeln, berühre dabei mit der Fußsohle den Boden. Löse die linke Hand, drehe deinen Körper über die linke Seite und lege die rechte Hand auf die Stuhllehne. Wdh. die Übung mit dem rechten Bein (Abb.). Löse dann die Haltung auf.

→

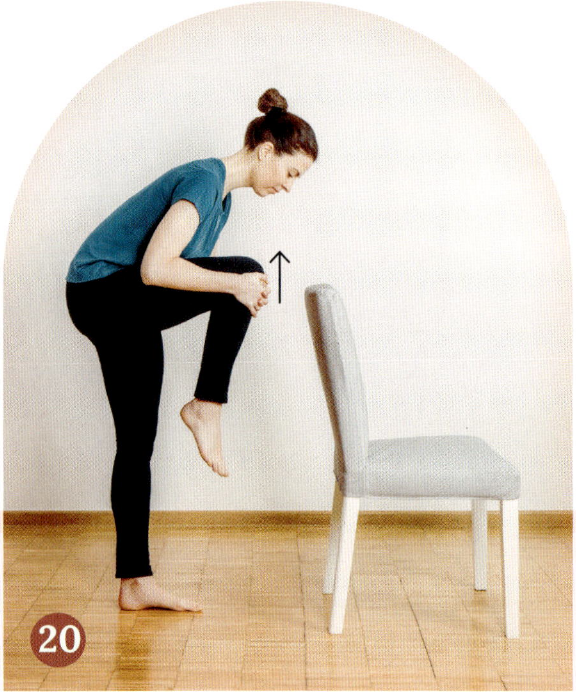
20

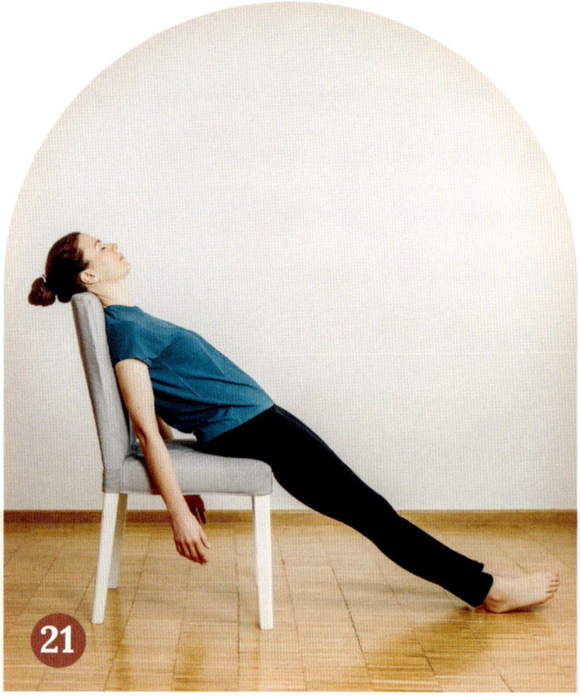
21

20

Bleibe hinter deinem Stuhl im Stand. Ziehe einatmend mit beiden Händen dein rechtes Knie nach oben und beuge gleichzeitig deinen Oberkörper nach unten zum Knie (Abb.). Atme aus und atme ein, mit dem nächsten Ausatmen löse die Haltung und richte dich einatmend wieder auf. Wdh. die Übung mit dem linken Knie.

21

Setze dich einatmend zurück auf deinen Stuhl und lehne dich mit dem Oberkörper bequem nach hinten. Atme tief aus. Stelle einatmend deine Fersen auf und ziehe sie nach vorne, bis beide Beine gestreckt sind. Atme aus und schließe sanft deine Augen. Lasse deine Arme locker an den Seiten hängen (Abb.) oder lege die Hände um den Bauchnabel herum.

22

Atme ein und ziehe mit geschlossenem Mund deinen Unterkiefer von rechts nach links, atme dabei langsam durch die Nase aus und löse die Bewegung auf.

23

Atme durch die Nase ein, deine Lippen sind geschlossen. Atme jetzt geräuschvoll mit vibrierenden Lippen wieder aus und spüre der Vibration nach.

24

Atme sanft durch die Nase ein und durch den geöffneten Mund aus. Lausche deinem Ein- und Ausatmen. Ziehe deine Schulterblätter sanft nach unten, entspanne den gesamten Bauchraum.

25

Lasse beide Beine schwer werden und die Füße zur Seite fallen. Bleibe 3 Min. in dieser Haltung und komme dann ganz langsam in eine aufrechte Sitzhaltung zurück. Strecke ohne Anstrengung beide Arme nach oben, um dich zu längen. Öffne sanft deine Augen, reibe deine Handinnenflächen gegeneinander und spüre die Wärme der Hände. Öffne deine Hände, beuge dich nach vorne und lege dein Gesicht in die Hände, bleibe dort für einen Atemzug.

26

Richte dich auf und beende den Flow mit Nadi Shodana, der Wechselatmung (→ S. 8).

GLOW FLOW

Komm in dein Strahlen

ca. 10 Minuten (ohne Pranayama)

Passende Mudra: Varun Mudra (S. 125)

https://more4u.online/GLt

Dein

Glow-Flow-Mantra:

Jeder bewusste Atemzug verstärkt mein Leuchten.

GOOD TO KNOW

„Glow" bedeutet übersetzt „glühen" oder „leuchten", im Sinne von glänzen, strahlen oder auch erstrahlen. Du lässt viel Spannung in diesem Flow los und gibst deinem Strahlen von innen nach außen Raum.

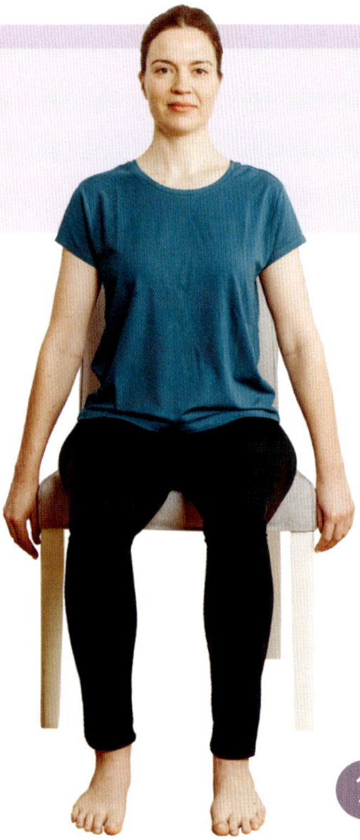

1

1

Setze dich nah an die Stuhlkante. Stelle deine Füße hüftbreit auf. Atme tief durch die Nase ein und tief und lange durch die Nase aus. Spüre, wie sich beim Einatmen deine Wirbelsäule aufrichtet. Atme weiter in einem für dich angenehmen Rhythmus durch die Nase ein und durch die Nase oder den Mund aus (Abb.).

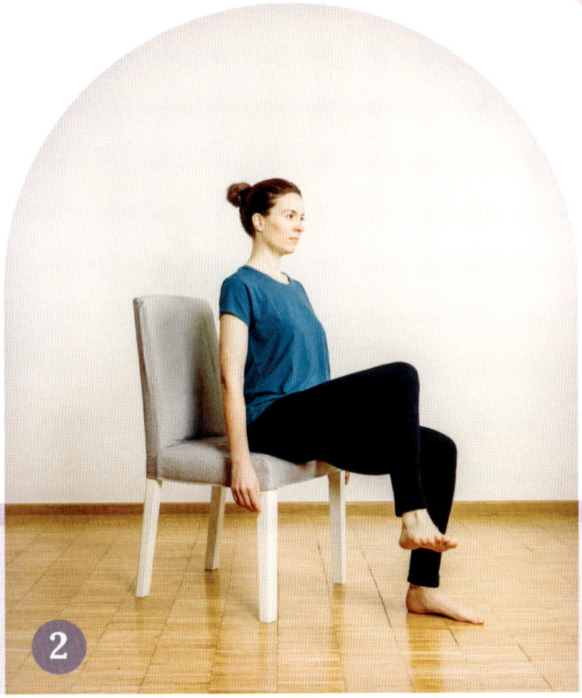

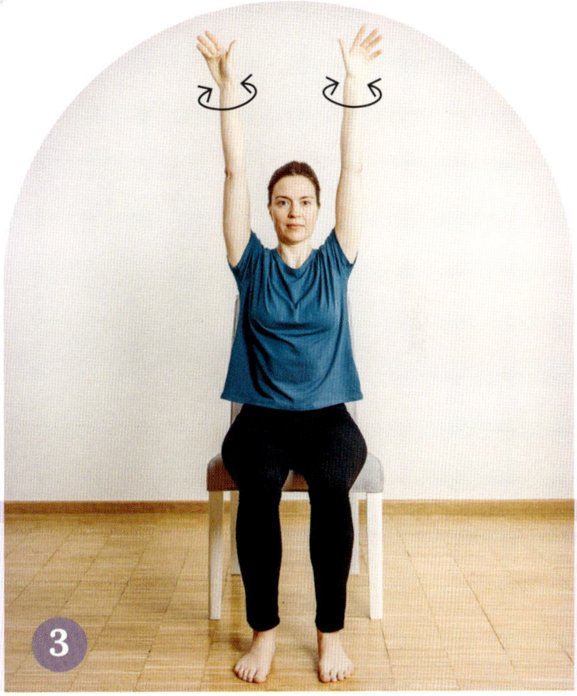

2

Spreize deine Zehen. Hebe abwechselnd deine Füße und lasse sie für jeweils 5 Sek. über deine Fußgelenke kreisen (Abb.). Danach stellst du deine Füße wieder auf den Boden.

3

Schließe deine Augen sanft für 3 Sek. Dann presse sie fest zusammen und spanne deine gesamte Gesichtsmuskulatur für 5 Sek. an. Entspanne dein Gesicht für 3 Sek., 3x wdh. Öffne die Augen sanft, strecke deine Arme schulterweit geöffnet nach oben, lasse deine Finger locker, beweglich und entspannt. Kreise mit den Händen in der Luft, bewege dabei jeden einzelnen Finger (Abb.).

→

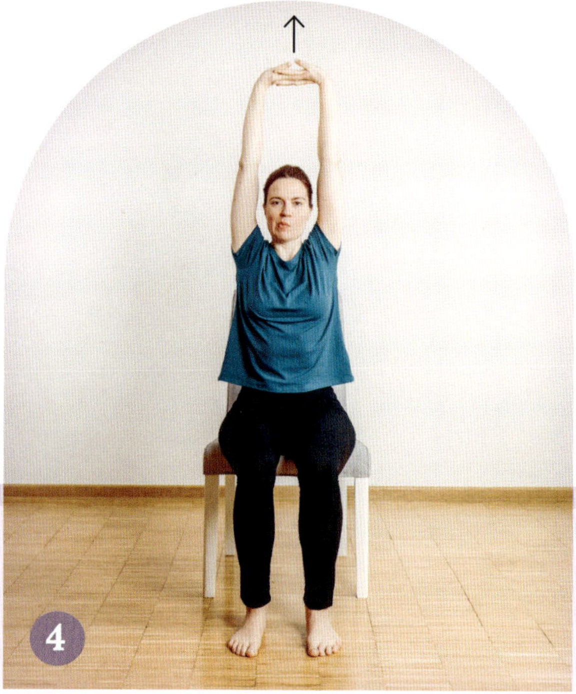

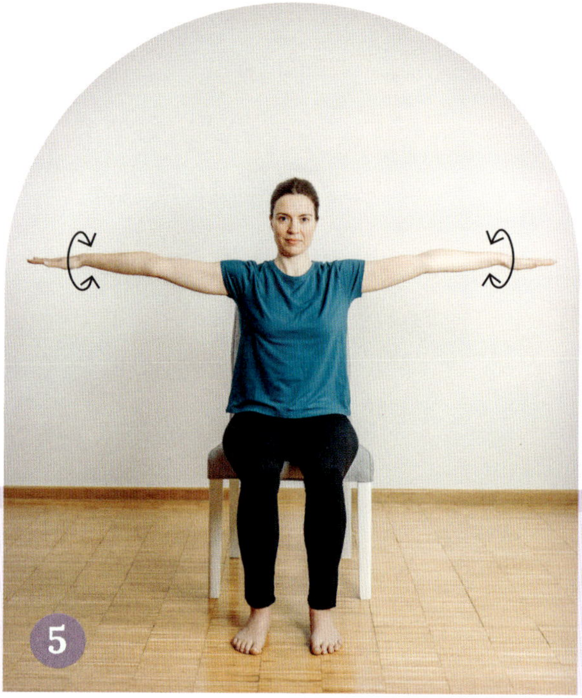

4

Verschränke deine Finger und drücke deine Handinnenflächen zur Decke. Spüre dabei die Länge deines Rückens und deiner Körperseiten (Abb.). Gleichzeitig bewegst du deinen Unterkiefer vom rechten zum linken Ohr und vom linken zum rechten Ohr.

5

Löse deine Finger und senke deine gestreckten Arme seitlich auf Schulterhöhe ab (Abb.). Kreise mit den Armen ein- und ausatmend für 3 Atemzüge nach vorne und hinten.

6

Lasse deine Arme nun langsam nach unten sinken. Ziehe dein Kinn bei geöffnetem Mund nach unten und richte deinen Blick nach oben Richtung Stirn. 3 Sek. halten, dann lösen. Schüttle deine Arme aus und entlasse Spannung.

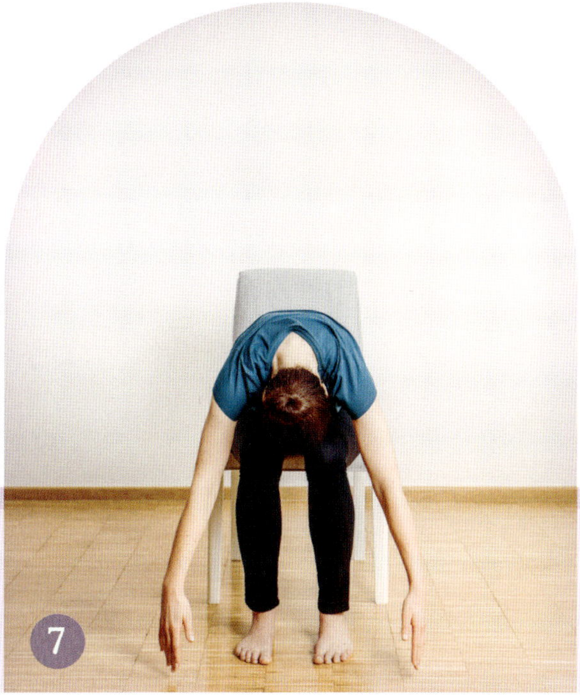

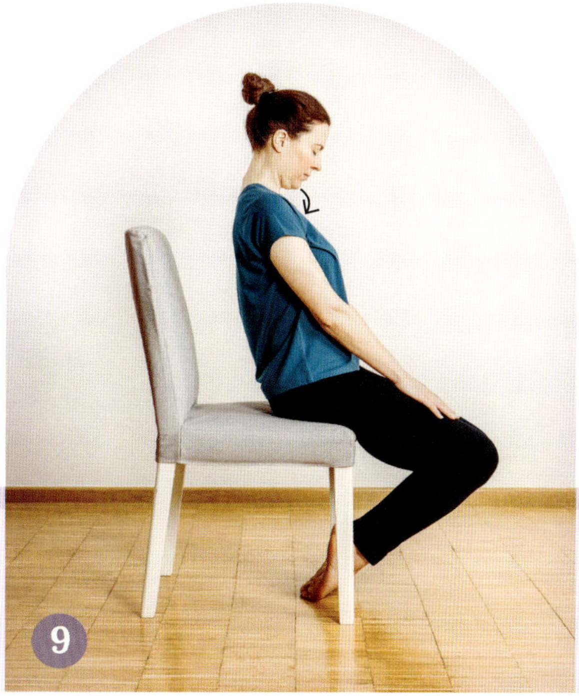

7

Strecke beim nächsten Einatmen deine Arme nach oben. Atme dann geräuschvoll aus und beuge dich mit gestreckten Armen sanft nach vorn, dein Rücken ist jetzt rund (Abb.). Löse deine Zunge und strecke sie für einen kurzen Moment ganz entspannt heraus. Wdh. den Bewegungsablauf 3x ganz langsam.

8

Mit dem nächsten Einatmen richtest du dich wieder auf. Tritt mit den Füßen für 3 Atemzüge abwechselnd auf den Boden und spüre die Vibration bis in deine Oberschenkel.

9

Rücke etwas weiter vor bis zur Stuhlkante und schließe die Beine. Deine Handinnenflächen liegen auf den Oberschenkeln. Schiebe deine Zehen auf dem Boden zur Mitte des Stuhls unter dir, bis der Fußspann jeweils den Boden berührt. Deine Oberschenkel sind angespannt. Ziehe dein Kinn zur Brust, die Augen sind sanft geschlossen. Halte die Position für 5 Atemzüge. Spüre die Dehnung in deinem Nacken (Abb.).

→

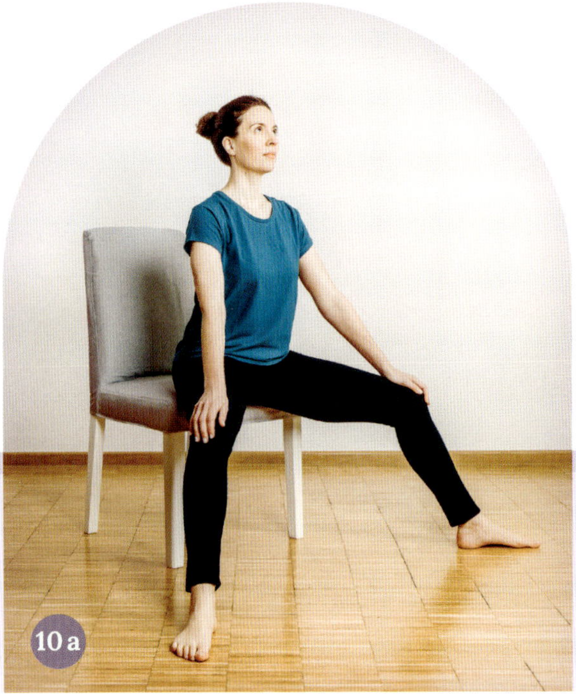

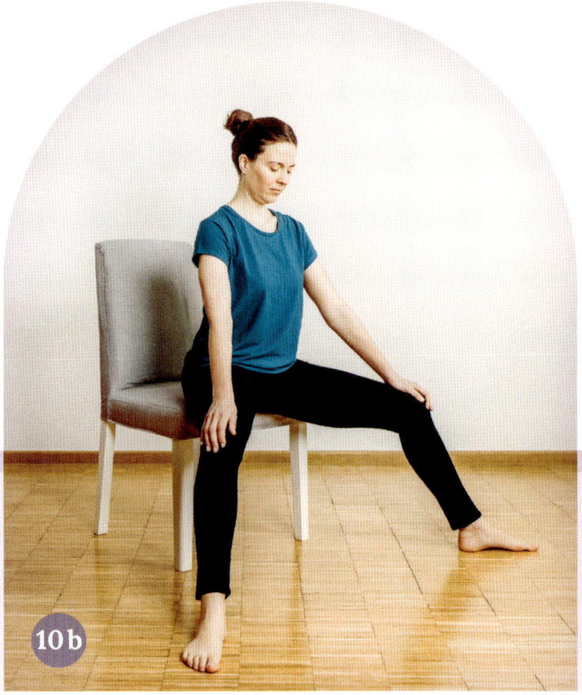

10 a

Ziehe deine Füße nach vorne und öffne deine Beine mit gebeugten Knien zu einer für dich angenehmen Grätsche. Die rechten Zehen zeigen nach rechts, die linken Zehen nach links. Lege deine Handinnenflächen auf die Knie und strecke deine Arme. Einatmend schaust du nach oben zur Decke, halte den Atem für 1 Sek. (Abb.)

10 b

Ausatmend ziehst du dein Kinn zur Brust, halte auch hier 1 Sek. inne; 3x wdh. (Abb.)

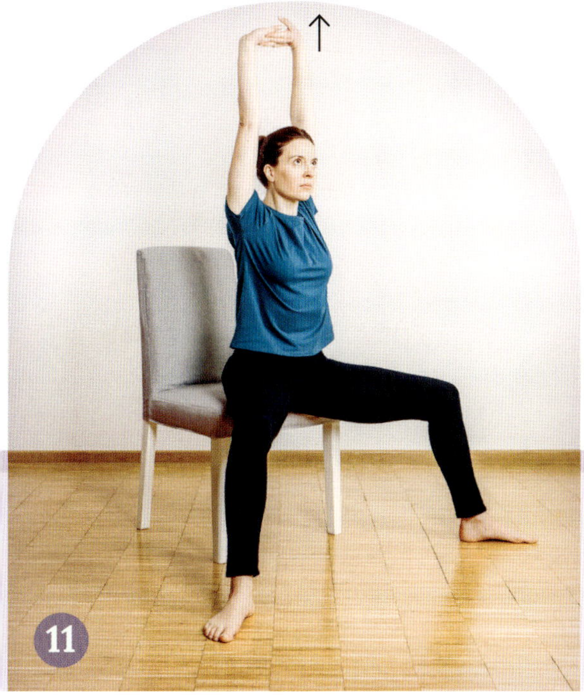

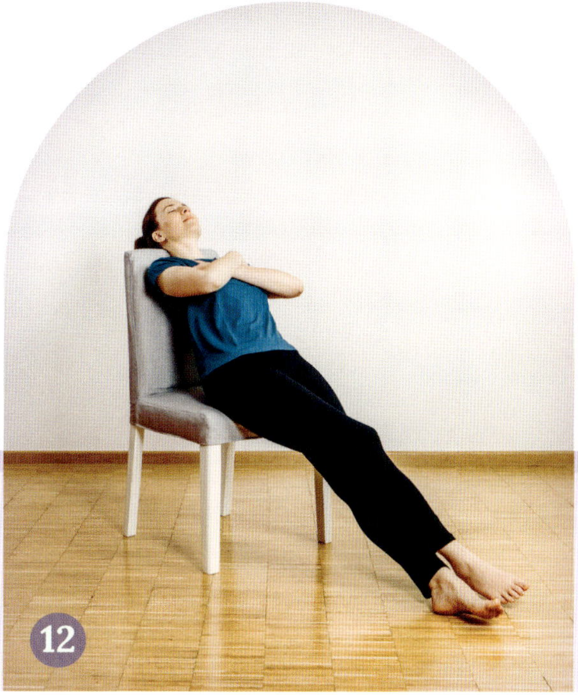

11

Löse beim nächsten Einatmen deine Hände von den Knien und strecke sie in einem weiten Bogen nach oben. Verschränke deine Finger, drücke deine Handinnenflächen zur Decke (Abb.) und gähne intensiv aus dem weit geöffneten Mund.

12

Löse die Haltung auf und lehne dich bequem zurück in deinen Stuhl. Lege deine rechte Hand in die linke Achselhöhle und die linke in die rechte Achselhöhle. Schlage dein ausgestrecktes rechtes Bein über dein ausgestrecktes linkes Bein. Schließe sanft die Augen. Entspanne deine Gesichtsmuskulatur, indem du dir ein Lächeln schenkst. Atme durch die Nase ein und wieder aus. Lausche 3 Min. lang deinen Atemzügen (Abb.).

13

Richte dich langsam wieder auf, setze dich bequem hin und strecke deine Arme während des Einatmens nach oben. Ausatmend senkst du deine Arme, verschränkst deine Finger und legst sie locker unter dem Nabel ab.

14

Beende den Flow mit der 4-7-8-Atmung (→ S. 11).

NECK-SHOULDER-FLOW

Befreie deinen Nacken und löse die Last von deinen Schultern

ca. 14 Minuten (ohne Pranayama)

Passende Mudra: Shaakini Mudra (S. 125)

https://more4u.online/WGT

Dein
Neck-Shoulder-Flow-Mantra:
Ich streife meine Last ab,
meine Schultern sind frei.

GOOD TO KNOW
Schenke dir ein Lächeln, wenn du die Schultern bewegst, das entspannt den gesamten Schulter-Nacken-Hals-Bereich.

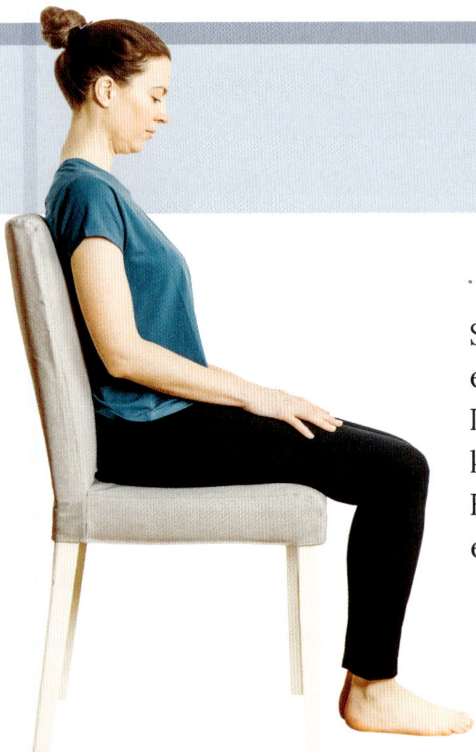

1

Setze dich bequem auf den Stuhl, stelle die Füße eng zusammen und richte die Wirbelsäule auf. Lege die Handinnenflächen auf den Oberschenkeln ab, neige das Kinn zur Brust und richte den Blick zur Nase (Abb.). Atme 3x tief durch die Nase ein und aus.

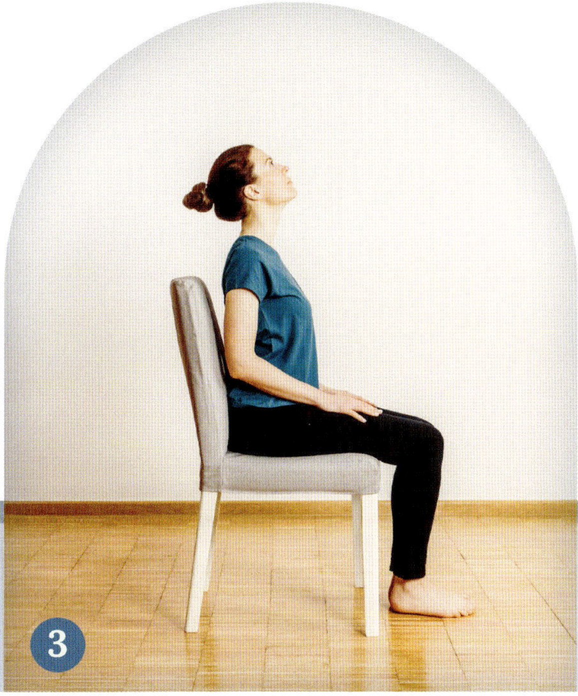

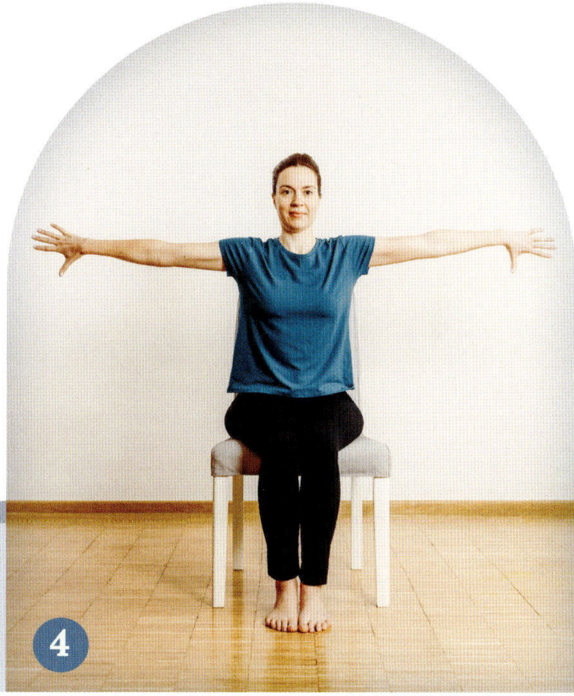

2

Halte die Position. Einatmend ziehst du die Schultern zu den Ohren, ausatmend rollst du die Schultern nach hinten unten; 5x wdh.

3

Einatmend hebst du das Kinn, ausatmend ziehst du den Hinterkopf nach hinten (Abb.). Hebe einatmend nochmals das Kinn nach oben, ausatmend senkst du das Kinn in die natürliche Haltung.

4

Einatmend streckst du die Arme seitlich auf Schulterhöhe aus und spreizt die Finger. Ausatmend senkst du beide Daumen nach unten (Abb.), einatmend streckst du die Daumen nach oben; 3x wdh.

→

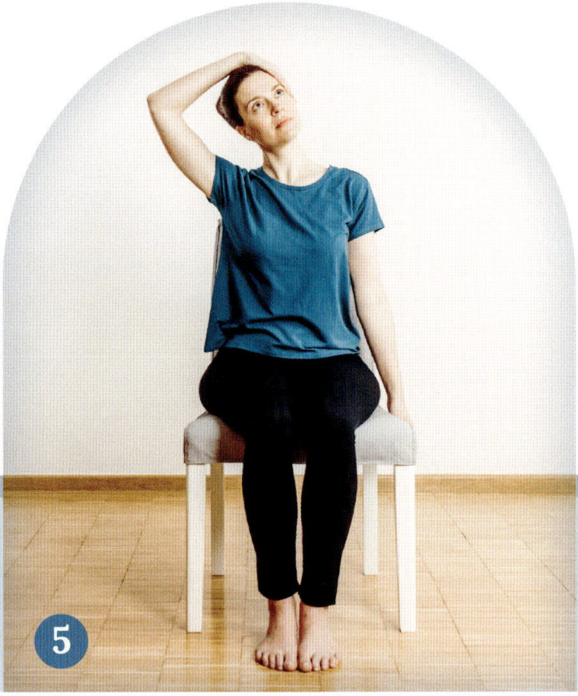

5

Ziehe einatmend den gestreckten rechten Arm in weitem Bogen über den Kopf nach links, der linke Arm senkt sich dabei nach unten. Lege die rechte Hand auf die linke Wange (Abb.). Ausatmend beugst du den Kopf zur rechten Schulter. Atme tief ein und aus. Löse einatmend die rechte Hand von der Wange und bewege den Kopf wieder zur Mitte, atme tief aus. Einatmend wdh. du die Bewegung mit der anderen Seite.

6

Schließe deine Augen, lege die Handrücken auf den Oberschenkeln ab. Rolle einatmend die geschlossenen Augen nach links oben und ausatmend nach rechts unten. Wandere dann einatmend mit den Augen nach rechts oben und ausatmend nach links unten; 3x wdh.

7

Löse die Haltung auf und lege deine Finger in den Nacken. Schiebe ein- und ausatmend die Haut unter deinen Fingern kräftig Richtung Hinterkopf nach oben. Schließe dabei die Augen; 10x wdh.

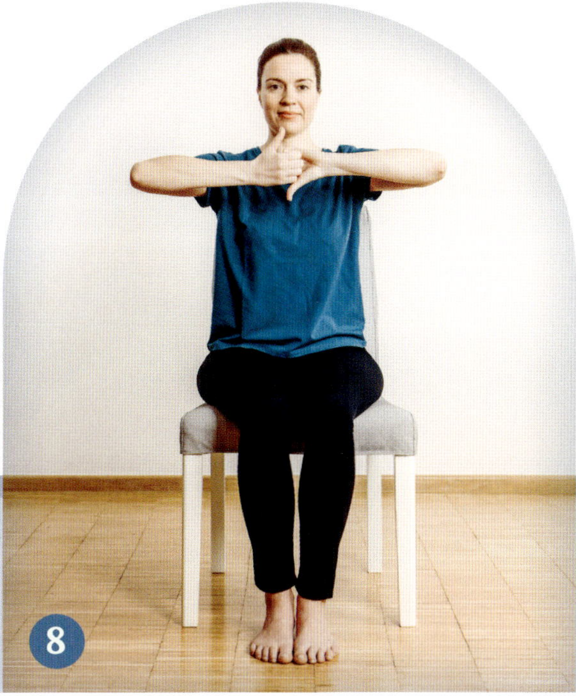

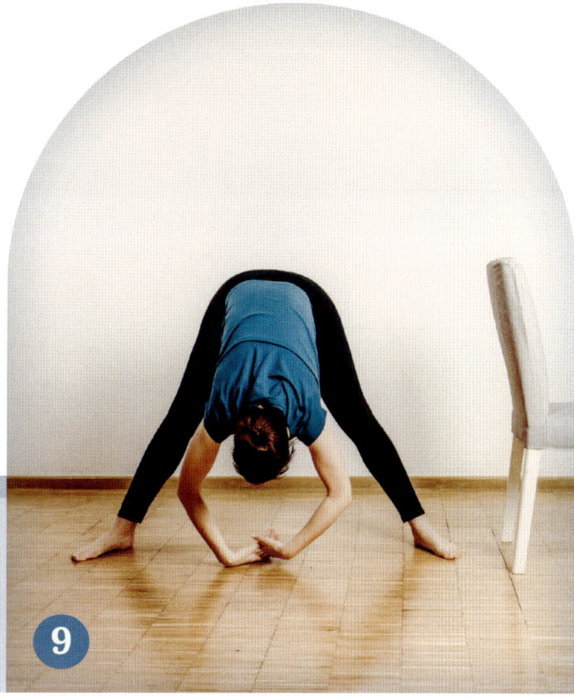

8

Um den Brustkorb zu dehnen, greife einatmend mit den Fingern der linken Hand in den Handteller der rechten Hand, die Daumen bleiben nach außen gestreckt. Die übrigen Finger sind gebeugt. Atme 5x tief ein und aus. Rolle dabei zuerst die rechte Schulter nach hinten, dann lasse die linke Schulter rollend folgen. Wdh. die Bewegung, indem die rechten Finger in den linken Handteller greifen und die linke Schulter zuerst nach hinten rollt. Atme dabei wieder 5x tief ein und aus (Abb.).

9

Komme einatmend in den Stand und schüttle ausatmend deine Arme und Beine kurz aus.
Stelle dich gegrätscht auf und strecke deine Arme einatmend nach oben. Beuge deinen Oberkörper ausatmend nach vorne und unten, lockere deine Arme und lasse sie schwer werden (Abb.). Beuge einatmend deine Knie und bewege ausatmend deinen Kopf sanft nach vorne und hinten, löse den Nacken und bleibe für 3 Atemzüge in dieser Position. Bewege den Kopf für 3 Atemzüge ein- und ausatmend nach rechts und links. Dein Blick ist zur Nase gerichtet. Richte dich einatmend wieder auf. Atme tief aus und lockere deine

→

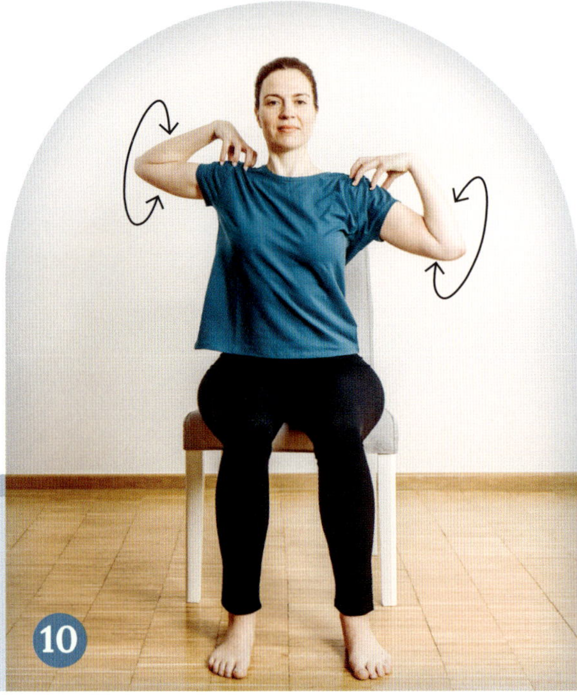

Arme. Ziehe einatmend beide Arme hinter deinen Rücken und verschränke die Finger. Ausatmend stellst du deine Füße in eine angenehme Grätsche. Blicke einatmend zur Stirn und beuge den Oberkörper ausatmend nach unten. Bleibe in dieser Haltung für 3 Atemzüge, entspanne den Nacken und blicke Richtung Nase. Komme einatmend wieder nach oben, lockere deine Haltung und setze dich zurück auf den Stuhl.

10

Lege die Fingerspitzen der rechten Hand auf die rechte Schulter, die Fingerspitzen der linken Hand auf die linke Schulter. Rudere jetzt mit den Ellbogen abwechselnd nach hinten und vorne, atme dabei 5x tief ein und aus (Abb.). Löse die Hände und schüttle die Arme aus.

11

Ziehe abwechselnd deine rechte Schulter zum rechten Ohr und deine linke Schulter zum linken Ohr. Je Seite 3x ein- und ausatmend wdh.

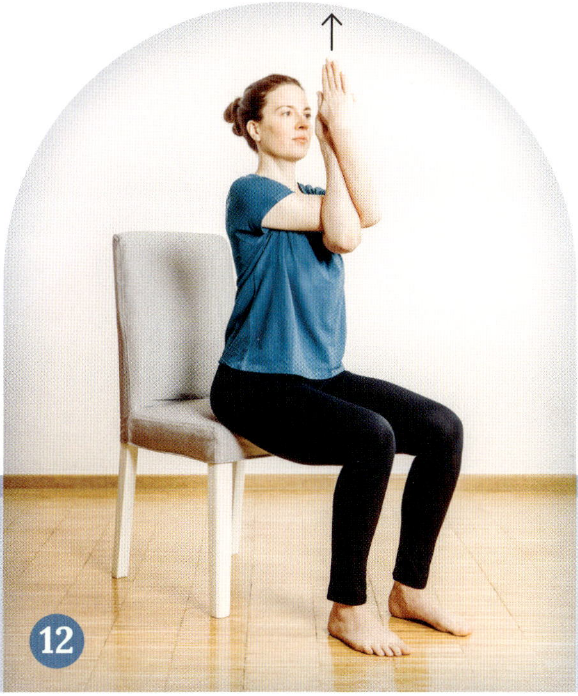

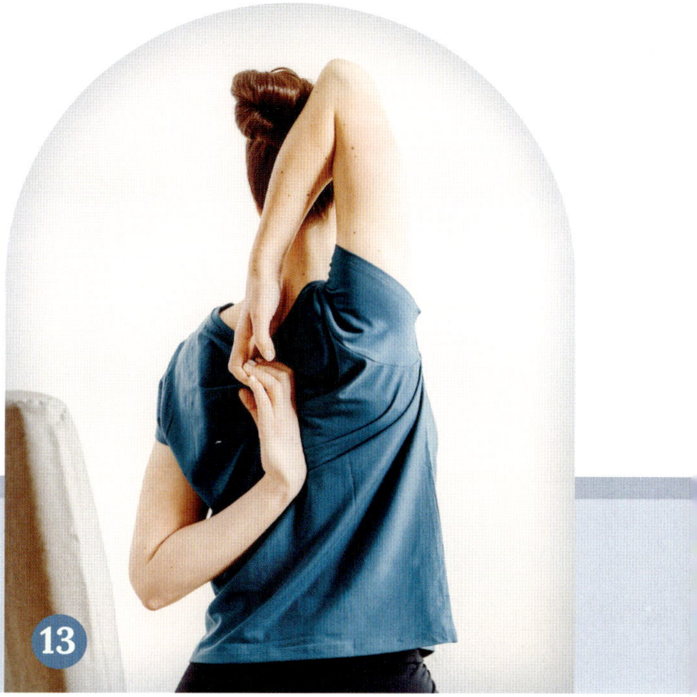

12

Überkreuze die Ellbogen rechts über links auf Brusthöhe. Ziehe die linke Handinnenfläche einatmend Richtung Gesicht und lasse sie nach rechts schauen. Hebe ausatmend den rechten Unterarm und lege die rechte Hand in die linke Hand (Abb.). Hebe einatmend die Ellbogen so weit wie möglich an und presse die Hände fest zusammen. Halte den Atem für 1 Sek., atme aus und löse die Haltung. Mit dem linken über dem rechten Ellbogen wdh.

13

Schüttle die Arme aus. Strecke den rechten Arm nach oben. Beuge den rechten Ellbogen, führe die rechte Hand von oben zur Wirbelsäule und lege sie ab. Ziehe den rechten Ellbogen so weit wie möglich nach hinten. Führe die linke Hand von unten zur rechten Hand. Beide Hände greifen nun ineinander oder liegen nahe beieinander (Abb.). Bleibe 3 tiefe Atemzüge in dieser Haltung und wechsle dann die Arme. Wundere dich dabei nicht: Meist ist eine Körperseite flexibler als die andere.

→

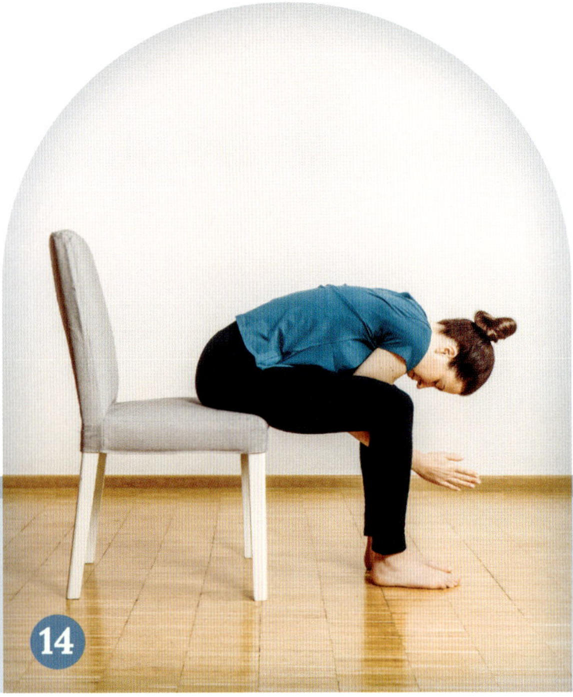

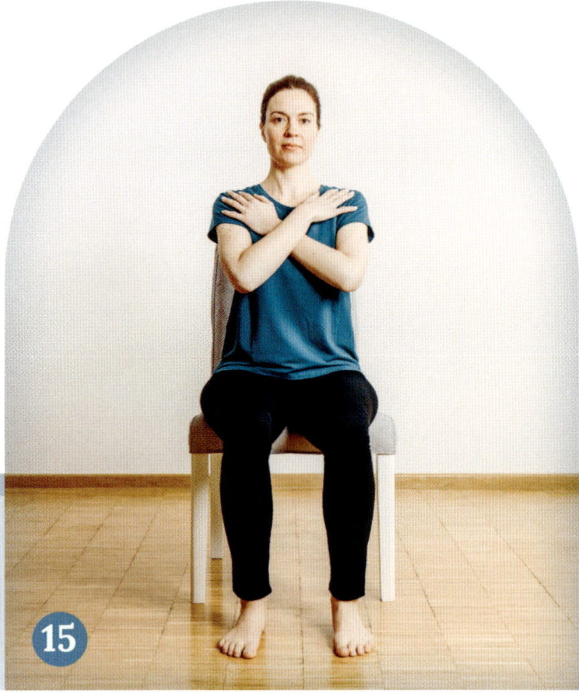

14

Löse die Haltung und stelle die Füße hüftbreit auf. Strecke die Arme einatmend nach oben. Lege beim Ausatmen erst die Hände zusammen, dann die Ellbogen. Beuge den Oberkörper so weit nach vorne, dass die Ellbogen zwischen den Oberschenkeln liegen. Presse einatmend die Oberschenkel zueinander und drücke von innen die Ellbogen dagegen. Beim Ausatmen wieder lösen und 3x wdh. (Abb.)

15

Strecke beide Arme einatmend nach oben, länge die Wirbelsäule und klatsche ausatmend 5x mit den Händen. Lege einatmend die Hände zueinander und ziehe sie auf Herzhöhe hinunter, atme aus. Reibe einatmend die Hände, bis sie warm werden, verschränke die Finger und lege die Hände ausatmend in den Nacken. Ziehe einatmend den Hinterkopf leicht nach hinten und dein Kinn zur Brust. Bleibe in dieser Position für 3 tiefe Atemzüge, dann löst du die Haltung. Überkreuze die Arme, lege die rechte Hand auf die linke Schulter und die linke Hand auf die rechte Schulter (Abb.).

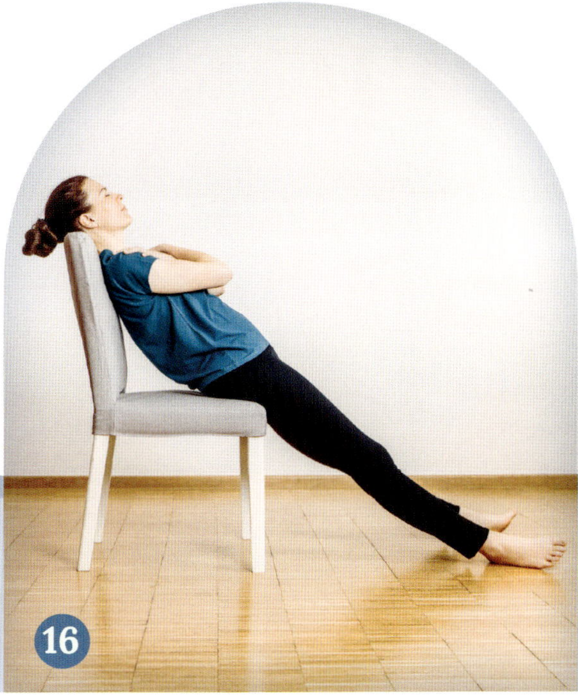

16

Lehne dich bequem zurück in den Stuhl und strecke die Beine nach vorne aus. Lasse die Füße locker zur jeweiligen Seite fallen. Schließe die Augen und bleibe 3 Min. in dieser Position. Lausche dabei deinem natürlichen Atem (Abb.).

17

Richte dich auf, lockere Arme und Beine und beende den Flow mit Nadi Shodana, der Wechselatmung (→ S. 8).

ROTATION FLOW

Jede Drehung befreit dich von tiefen Spannungen

ca. 13 Minuten (ohne Pranayama)

Passende Mudra: Gyan Mudra (S. 125)

https://more4u.online/rt9

GOOD TO KNOW

Drehungen stärken dich innerlich. Sie führen zu Ruhe, Klarheit und Stabilität.

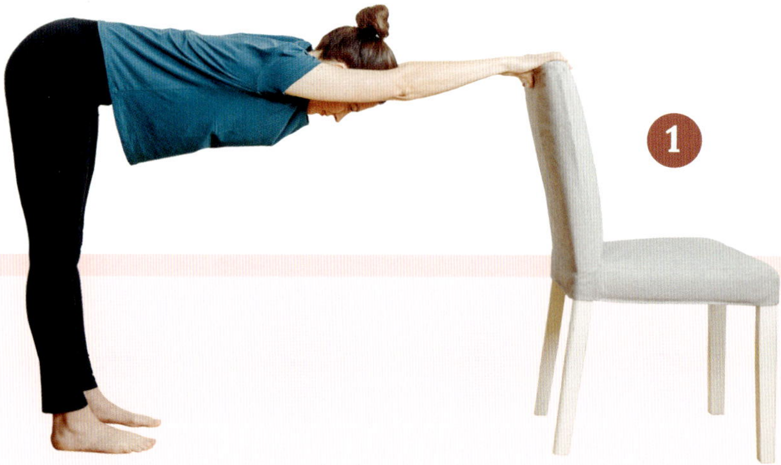

Dein ***Rotation-Flow-Mantra:***

Meine tiefe Ruhe schenkt mir eine hohe Beweglichkeit.

1

Stelle dich hinter deinen Stuhl, lege die Hände auf die Lehne und tritt ein paar Schritte zurück, bis die Arme gestreckt sind. Der Kopf liegt zwischen den Oberarmen, der Blick ist zur Nase gerichtet. Ziehe deine Sitzbeinhöcker nach hinten oben. Atme ein, entspanne den Bauch, atme aus und ziehe den Nabel nach innen. 5 Atemzüge lang wdh. und die Haltung lösen (Abb.).

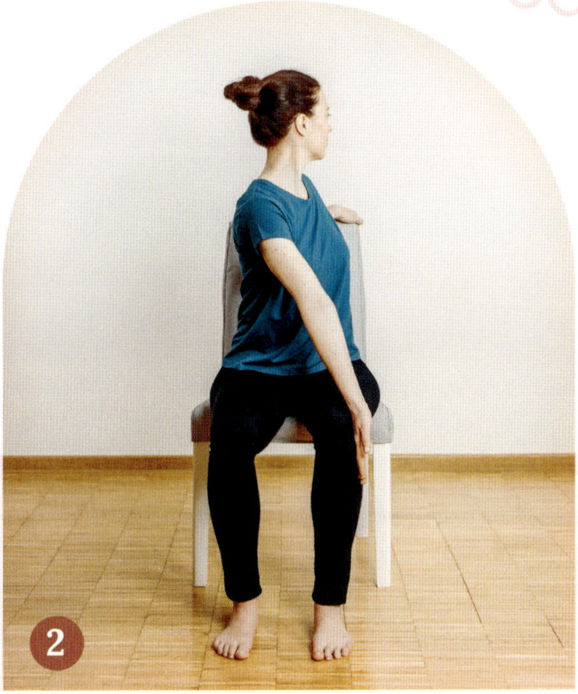

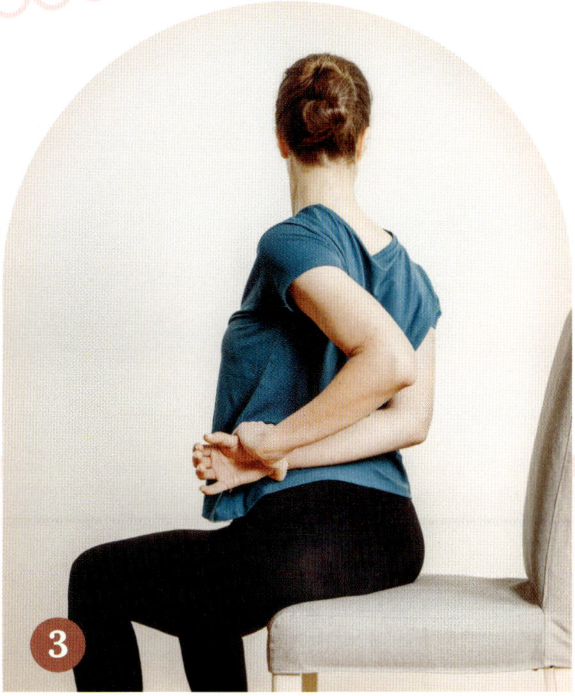

2

Setze dich mit aufgerichtetem Rücken auf den Stuhl, die Füße sind hüftbreit aufgestellt. Lege deinen rechten Handrücken außen an dein linkes Knie und deine linke Hand auf die Stuhllehne. Einatmend drehst du den Oberkörper nach links (Abb.). Ausatmend löst du die Haltung und wdh. sie auf der anderen Seite. Komme im Anschluss zur Mitte zurück.

3

Strecke beide Arme nach oben, lockere die Finger. Greife ausatmend mit dem rechten Arm hinter den Rücken und lege den Handrücken so nah wie möglich an der linken Taillenseite ab. Strecke einatmend den linken Arm erneut nach oben und senke ihn dann ausatmend. Umfasse mit der linken Hand dein rechtes Handgelenk und ziehe deine linke Schulter sanft nach hinten. Wende einatmend den Kopf langsam

→

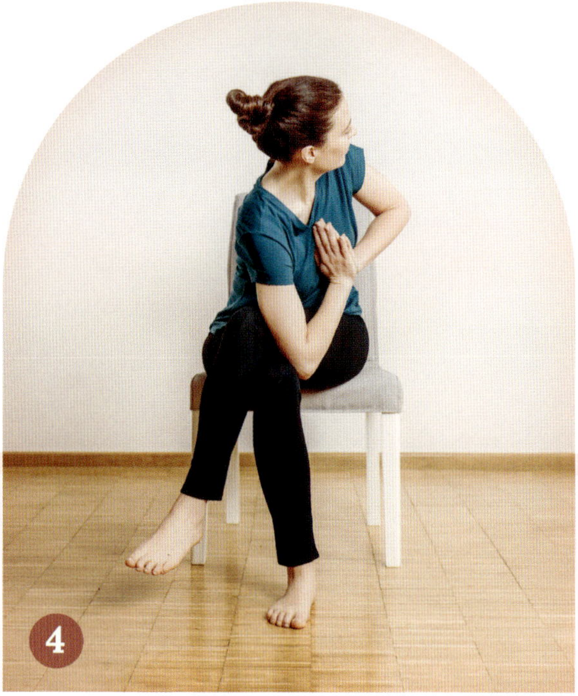

nach rechts (Abb. S. 37). Die Augen schauen weit nach rechts in die Ferne. Atme aus. Wende einatmend den Kopf zur Mitte zurück und wdh. die Bewegung auf der linken Seite.

4

Lockere beide Beine und lege einatmend das rechte über das linke Bein. Atme aus und lege den linken Ellbogen einatmend außen an das rechte Bein in Höhe der Oberschenkel. Atme tief aus. Drücke den Ellbogen einatmend in die Beinseite und drehe den Oberkörper nach rechts. Lege die rechte Handfläche an die linke und presse einatmend die Handinnenflächen fest zusammen. Blicke weit über den rechten Ellbogen hinaus. Löse ausatmend die Haltung und wdh. die Bewegung auf der linken Seite (linkes Bein über rechtes Bein, Abb.).

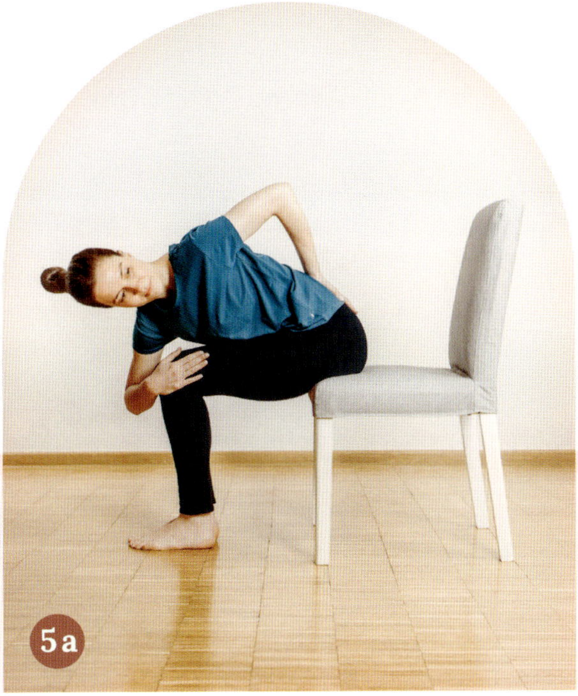

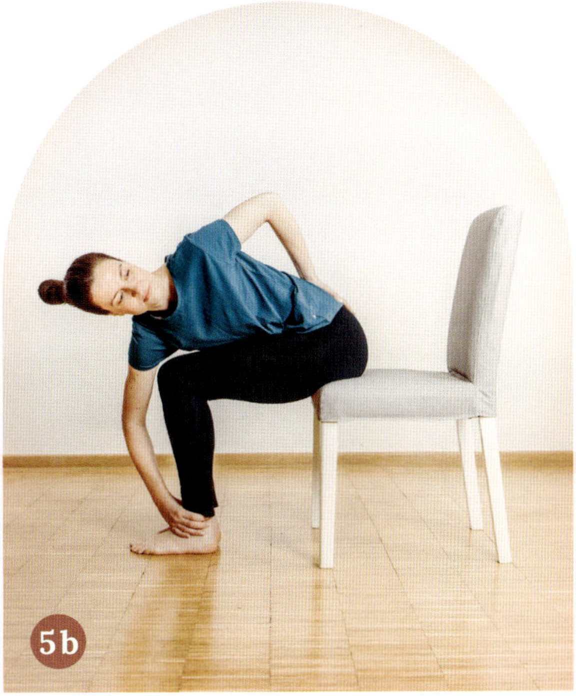

5a

Rücke mit dem Gesäß zur Stuhlkante und stelle die Füße eng zusammen. Beuge ausatmend den Oberkörper nach vorne. Umfasse einatmend mit der rechten Hand das linke Knie und lege die linke Hand auf dem Steißbein ab. Drehe den Oberkörper nach links (Abb.).

5b

Nimm 5 tiefe Atemzüge und richte den Blick weit nach links. Löse die Position einatmend auf und wdh. die Bewegung mit der rechten Seite. Bei hoher Beweglichkeit umfasst du das Fußgelenk anstelle des Knies (Abb.). Löse im Anschluss die Haltung auf.

→

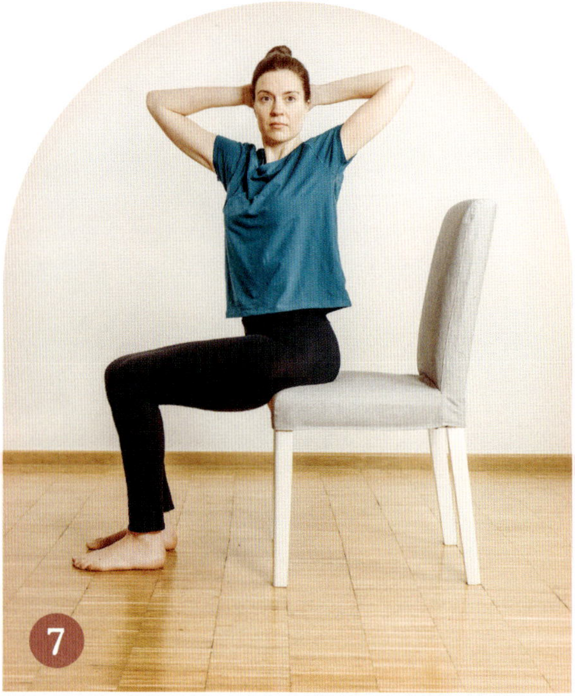

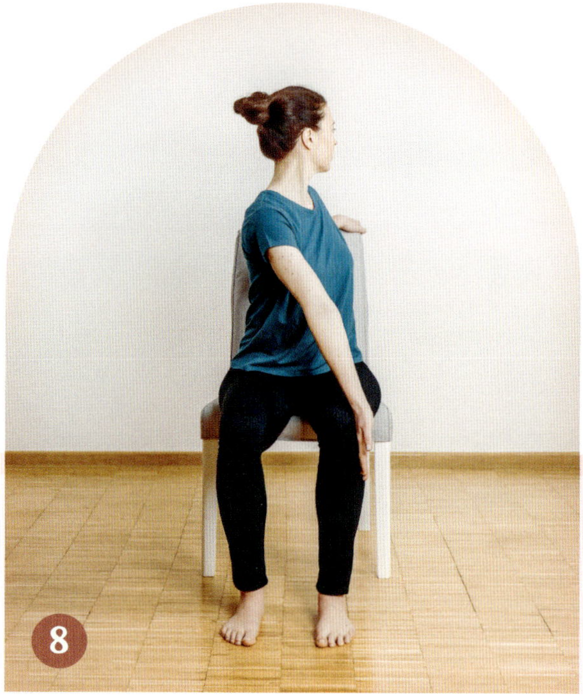

6

Stelle die Füße hüftbreit auf. Strecke einatmend die Arme lang nach oben. Lockere die Finger und senke ausatmend die Arme nach unten. Lege die Unterarme auf den Oberschenkeln ab. Beuge den Oberkörper nach vorne unten. Verschränke einatmend die Finger, lege die Hände an den Hinterkopf oder in den Nacken und richte dich wieder auf.

7

Ziehe ausatmend den rechten Ellbogen nach rechts, der Oberkörper folgt der Bewegung, dann drehst du einatmend den Ellbogen und den Oberkörper zur Mitte zurück. Drehe ausatmend den linken Ellbogen und den Oberkörper nach links (Abb.) und einatmend wieder zur Mitte. Harmonisiere den Bewegungsablauf mit deinem Atem; 3x auf jeder Seite wdh.

8

Lege dann deine rechte Hand auf die Stuhllehne, richte die Wirbelsäule auf und drehe den Oberkörper nach rechts. Atme tief ein und richte deinen Blick weit nach rechts. Beim nächsten Einatmen längst du deine Wirbelsäule, löst die Haltung beim Ausatmen und drehst dich mit dem Oberkörper zur Mitte. Einatmend legst du den rechten Handrücken außen an dein linkes Knie, richtest wieder die Wirbelsäule auf und schaust weit nach links (Abb.). Drehe dich ausatmend zurück nach vorne.

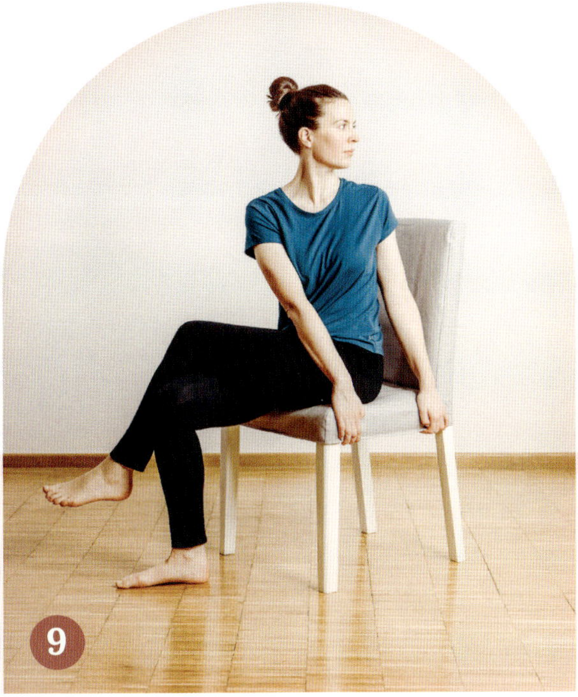

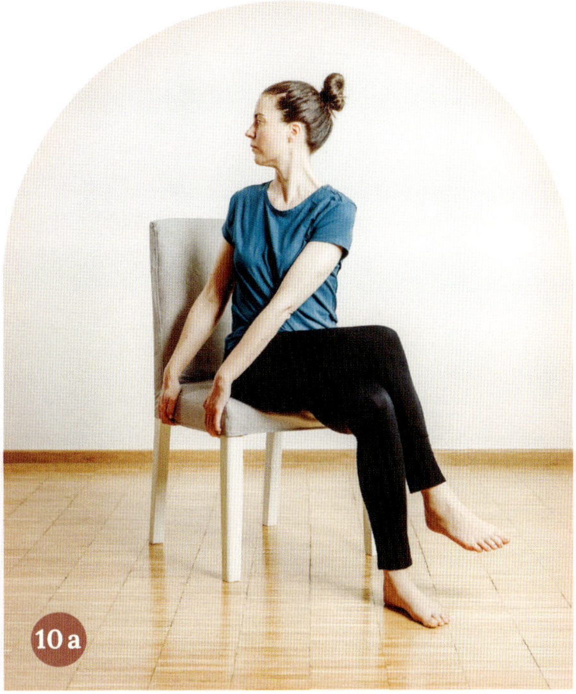

9

Lockere dich kurz auf und lege einatmend dein linkes Knie über dein rechtes. Drehe den Oberkörper weit nach links und greife dabei mit beiden Händen in die linke seitliche Sitzkante (Abb.), dabei schaust du weit nach links. Bleibe für 3 Atemzüge in der Position. Mit dem nächsten Einatmen löst du die Haltung und kommst zur Mitte zurück, atme tief aus.

10 a

Lege dein rechtes Bein über dein linkes und drehe dich einatmend nach rechts. Mit beiden Händen umfasst du die rechte Sitzkante und blickst weit nach rechts. Bleibe für 3 Atemzüge in der Position (Abb.). Atme tief aus und komme einatmend zurück zur Mitte, dabei löst du deine Hände.

10 b

Lasse deine Arme nach unten sinken, lehne dich bequem in den Stuhl zurück und strecke dabei deine Beine. Schließe die Augen und halte die Position für 3 Min.

11

Mit einem tiefen Ausatmen lockerst du dich auf und längst einatmend deine Wirbelsäule. Halte beide Handflächen vor dein Gesicht und puste 3x kräftig hinein.

12

Beende den Flow mit der Ujjayi-Atmung (→ S. 9).

HIP FLOW

Befreie deine Hüften von Emotionen

ca. 14 Minuten (ohne Pranayama)

Passende Mudra: Sandhi Mudra (S. 125)

https://more4u.online/K3D

Dein
Hip-Flow-Mantra:
Durch jede bewusste Hüftbewegung befreie ich mich von negativen Emotionen, die ich im Hier und Jetzt nicht mehr brauche.

GOOD TO KNOW
Emotionen wie Trauer, Stress und Ärger speichern wir in der Hüfte ab.

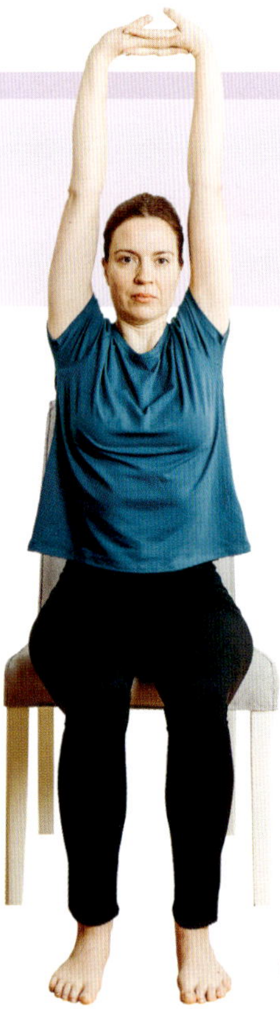

1

1

Setze dich so nah an die Stuhlkante, dass deine hüftbreit geöffneten Füße einen festen Halt auf dem Boden finden. Strecke einatmend die Arme seitwärts nach oben. Verschränke die Finger. Ausatmend ziehst du die Handinnenflächen zur Decke. Einatmend ziehst du die Handinnenflächen noch stärker zur Decke und dehnst so den ganzen Oberkörper (Abb.). Löse ausatmend die Haltung und senke die Arme seitwärts wieder nach unten.

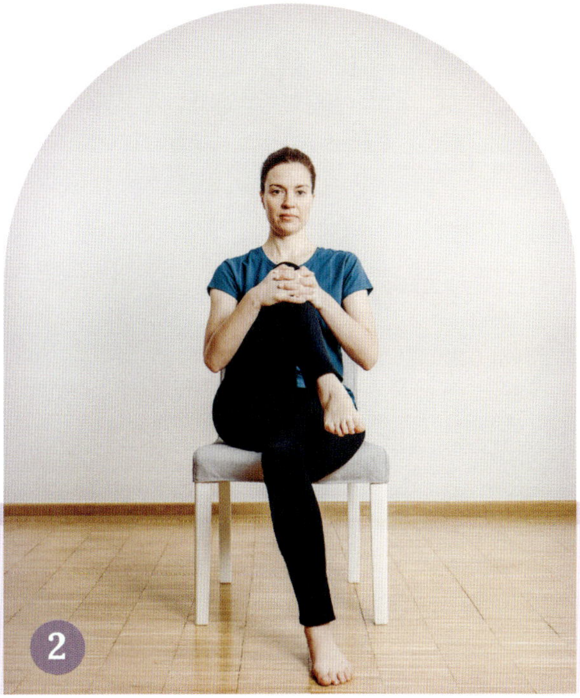

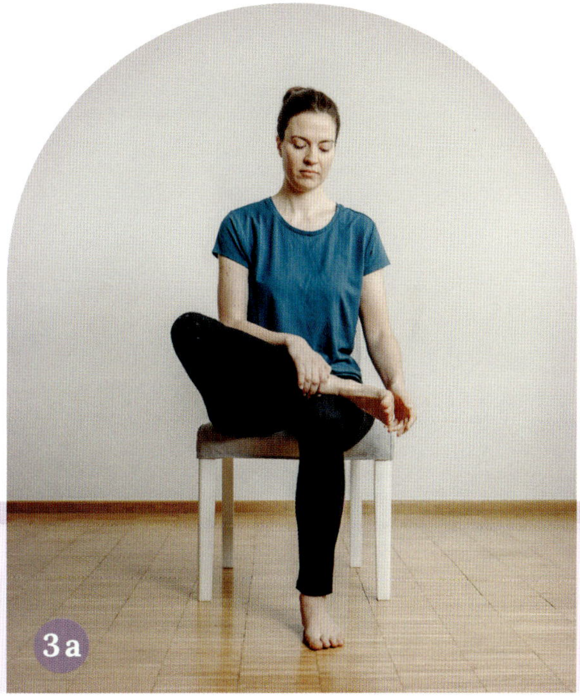

2

Hebe einatmend das rechte Knie und ziehe es zum Brustbein. Senke ausatmend die Stirn in Richtung Knie. Einatmend hebst du die Stirn wieder an und legst ausatmend die rechte Kniekehle auf das linke Knie. Umfasse einatmend mit beiden Händen das rechte Knie und ziehe es so weit wie möglich nach oben (Abb.). Senke das rechte Knie ausatmend und lege die Kniekehle wieder auf das linke Knie. Löse einatmend die Beinhaltung und wdh. die Übung von Beginn an mit dem linken Knie.

3a

Stelle die Füße erneut hüftbreit auf, hebe dein gebeugtes, rechtes Knie und lege einatmend den äußeren rechten Fußknöchel auf dem linken Knie ab (Abb.).

→

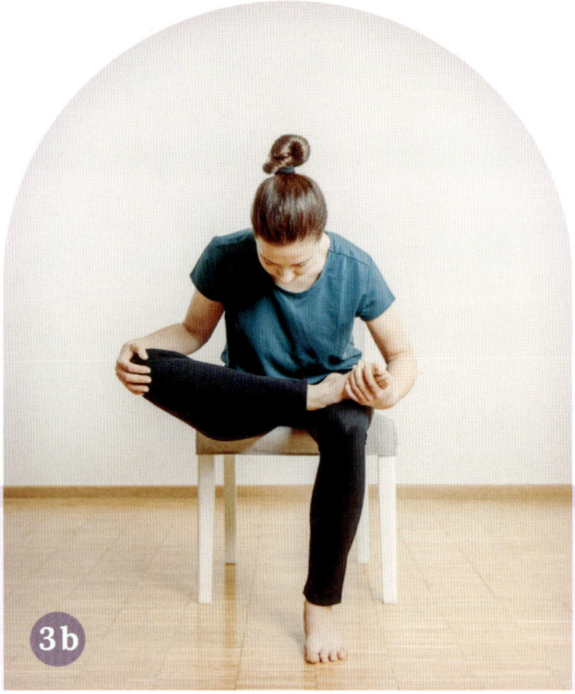

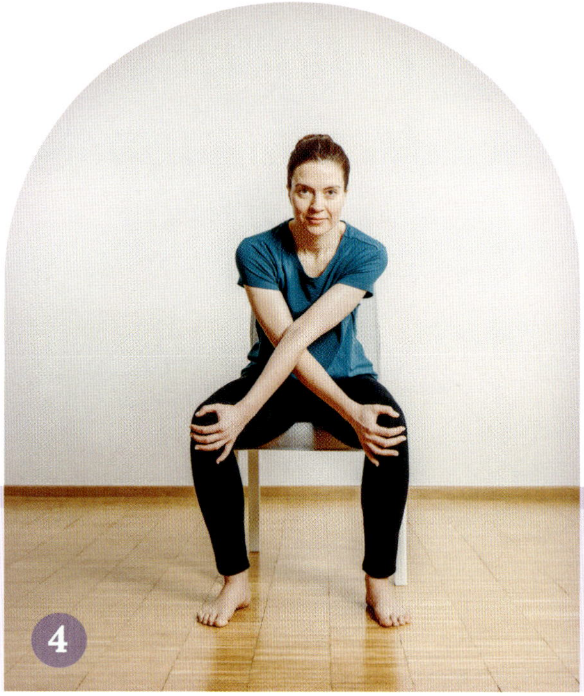

3b

Umfasse mit der linken Hand den rechten Fuß und mit der rechten Hand das rechte Knie. Beuge ausatmend den Oberkörper nach vorne und schaue Richtung Nase (Abb.). Bleibe in dieser Haltung für 3 tiefe Atemzüge. Richte dich einatmend auf, löse die Haltung und wdh. die Übung mit dem linken Knie.

4

Stelle die Füße nun etwas weiter als hüftbreit auf. Lege die rechte Hand auf das linke Knie und die linke Hand auf das rechte Knie. Die Ellbogen überkreuzen sich in dieser Haltung. Einatmend ziehst du die Knie nach außen, die Hände pressen dabei gegen die Knie. Ziehe ausatmend die Knie wieder mit den Händen zueinander. Dann ziehst du einatmend die Knie wieder nach außen und presst mit den Händen dagegen. Wdh. diese Bewegung 15x in deinem Atemrhythmus und blicke dabei geradeaus (Abb.). Löse die Haltung auf.

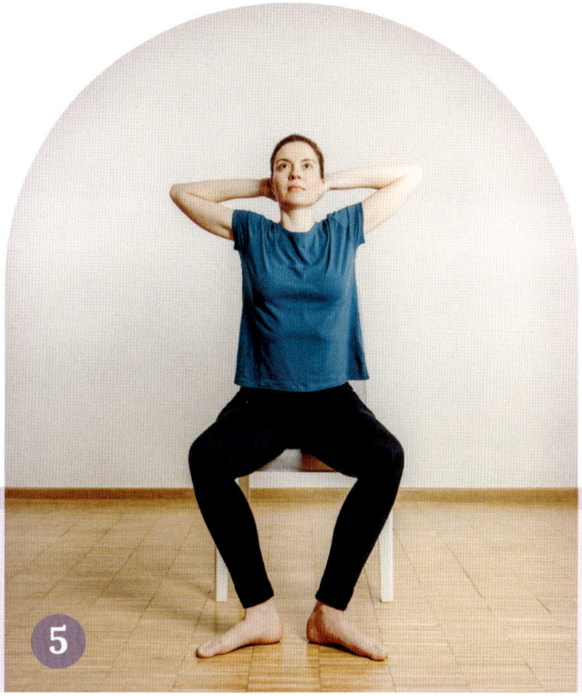

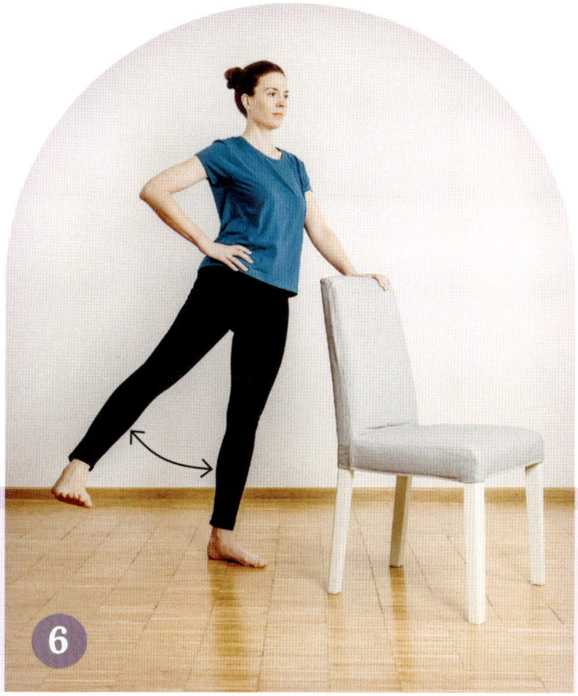

5

Stelle die Füße erneut etwas weiter als hüftbreit auf und hebe die Fersen an. Einatmend legst du die verschränkten Finger in den Nacken. Richte die Wirbelsäule auf und atme tief aus. Ziehe einatmend die Fersen zueinander, die Knie öffnen sich dabei, die Ellbogen ziehen weit auseinander, dein Kinn zeigt nach oben (Abb.). Ausatmend ziehst du die Fersen nach außen, die Knie schließen sich dabei und das Kinn zieht Richtung Brustbein. Der Blick geht zur Nase, die Ellbogen bewegen sich zueinander. Wdh. die Bewegung 7x und löse im Anschluss die Haltung auf.

6

Stelle dich mit ca. 50 cm Abstand und geschlossenen Füßen hinter den Stuhl. Lege die linke Hand auf die Stuhllehne und die rechte auf die Taille. Einatmend hebst du das rechte Bein seitwärts nach oben und ausatmend wieder zurück. Halte die Hüfte gerade, der Fuß bleibt entspannt, die Zehen zeigen nach vorne. Wdh. die Seitwärtsbewegung 5x. Löse die linke Hand von der Stuhllehne, lege nun die rechte Hand darauf ab. Wdh. die Bewegung mit dem linken Bein 5x (Abb.).

→

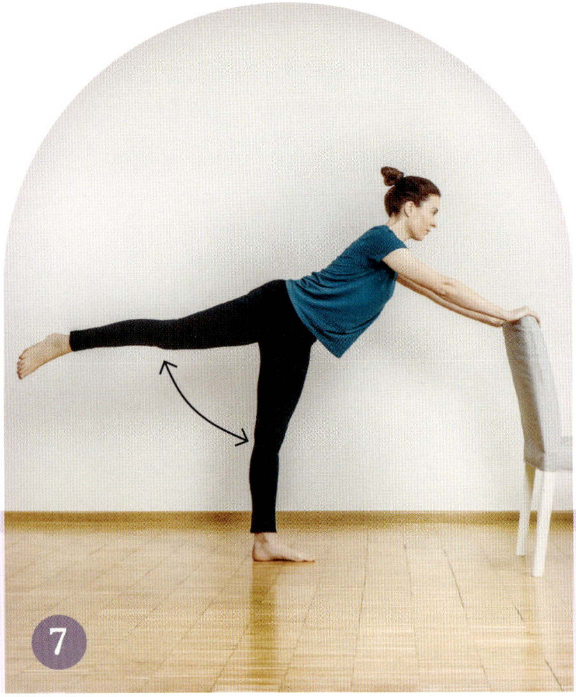

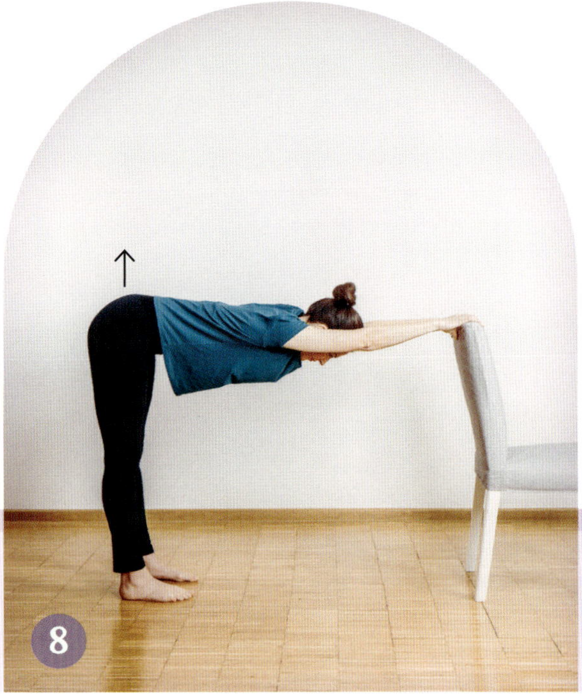

7

Bleibe hinter dem Stuhl. Lege beide Hände auf der Stuhllehne ab und stelle dich mit 3 Fußlängen Abstand zum Stuhl auf. In deinem natürlichen Atemrhythmus schwingst du für eine Dauer von 10 Atemzügen das rechte Bein nach vorne und hinten. Wdh. die Bewegung mit dem linken Bein (Abb.).

8

Bleibe hinter dem Stuhl stehen. Deine Hände liegen schulterbreit auf der Lehne. Tritt ein paar Schritte nach hinten, strecke deine Arme. Beuge den Oberkörper im 90-Grad-Winkel nach vorn. Der Kopf liegt zwischen den Oberarmen. Der Blick ist zur Nase gerichtet (Abb.). Kippe einatmend das Becken nach oben, ausatmend ziehst du es wieder zurück; 5x wdh.

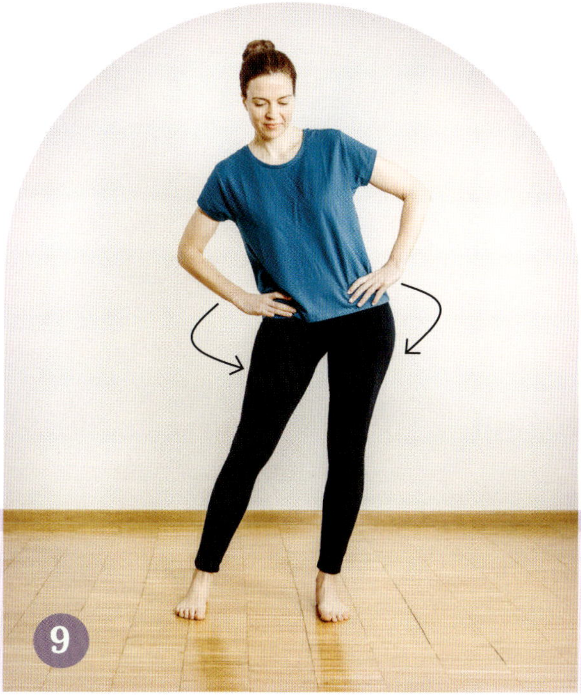

9

Stelle dich frei in den Raum. Die Beine stehen etwas mehr als hüftbreit. Lege die Hände in die Taille. Einatmend längst du die Wirbelsäule. Ausatmend kreist du die Hüfte über links und einatmend über rechts. Richte den Blick zur Nase. Kreise 10x in diesem Atemrhythmus und wechsele mit dem nächsten Einatmen die Richtung (Abb.).

10

Löse die Haltung und setze dich auf den Stuhl. Lehne dich nach hinten, grätsche die Beine und strecke sie nach vorne aus. Die Zehen sind entspannt, die Füße fallen auseinander. Entspanne die Schultern und lasse die Arme locker an den Seiten herunterbaumeln.

11

Schließe die Augen, bewege den Unterkiefer locker für die nächsten 10 Atemzüge von rechts nach links, atme dabei durch die Nase ein und aus. Ruhe noch für 3 Min. und lausche dem Ein- und Ausatmen. Richte dich langsam auf. Länge die Wirbelsäule und strecke die Arme Richtung Decke. Bewege die Finger. Lege die Handrücken entspannt auf den Oberschenkeln ab.

12

Beende die Übung mit Bhramari, dem Bienensummen (→ S. 9); 5x wdh.

BALANCE FLOW

Stabilisiere dein Gleichgewicht

ca. 13 Minuten (ohne Pranayama)

Passende Mudra: Vishnu Mudra (S. 126)

https://more4u.online/mXd

Dein

Balance-Flow-Mantra:

Ich stehe fest im Leben, selbst auf einem Bein.

GOOD TO KNOW

Gleichgewichtsübungen führen zu mentaler und emotionaler Stabilität.

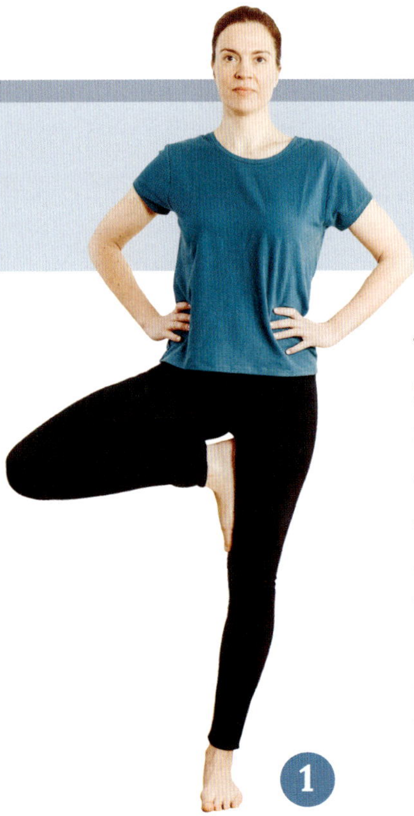

1

1

Stelle dich aufrecht 3 Fußlängen hinter deine Stuhllehne. Die Füße sind geschlossen. Hebe einatmend das rechte Knie an und umfasse mit der linken Hand den rechten Fußknöchel. Setze ausatmend die rechte Fußsohle auf die Innenseite des linken Oberschenkels. Achte darauf, dass der Fuß über dem Knie und nicht direkt am Knie platziert ist. Presse einatmend den Fuß tief in die Innenseite des Oberschenkels und drücke die Innenseite des Oberschenkels dagegen. Dieses

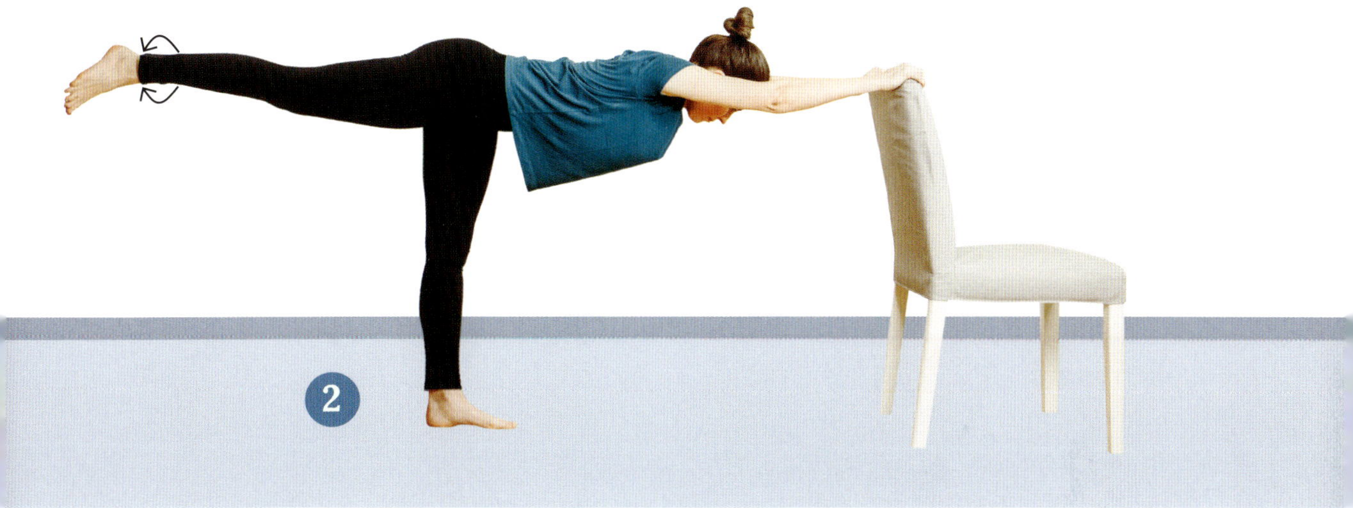

Gegeneinanderpressen hält die Balance (→Tipp S. 109). Atme tief aus. Lege einatmend die Hände in die Taille und schaue geradeaus (Abb. S. 48). Halte die Position für 5 Atemzüge. Wdh. die Haltung mit dem linken Fuß und löse sie im Anschluss auf.

2

Bleibe hinter dem Stuhl stehen. Die Hände liegen schulterbreit auf der Lehne. Tritt ein paar Schritte nach hinten, die Arme sind gestreckt. Beuge den Oberkörper im 90-Grad-Winkel. Der Kopf liegt zwischen den Oberarmen. Der Blick ist zur Stirn gerichtet. Hebe das rechte Bein einatmend gestreckt nach oben, die Zehen zeigen zum Boden. Atme tief aus. Strecke das Bein einatmend noch etwas höher und kreise mit dem rechten Fußgelenk (Abb.). Setze den rechten Fuß ausatmend ab. Wdh. die Bewegung einatmend mit dem linken Bein.

→

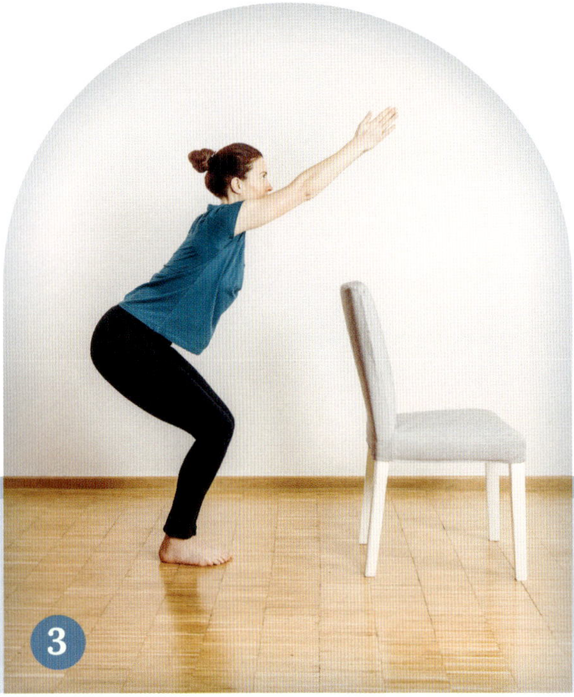

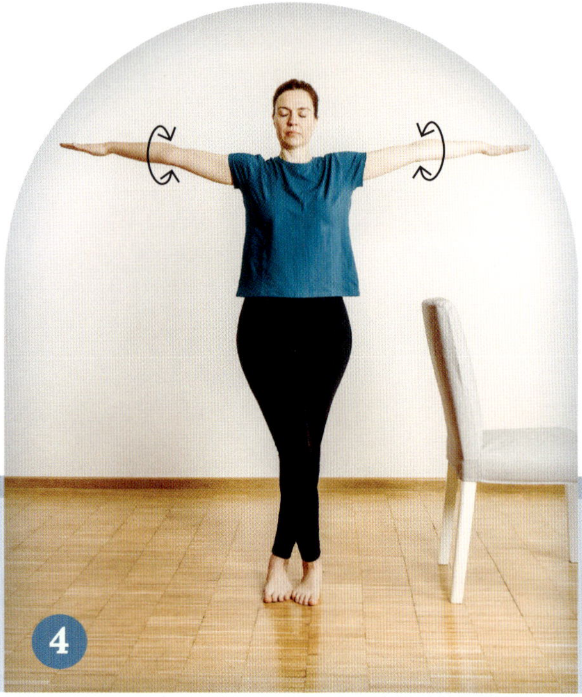

3

Halte dich mit beiden Händen an der Stuhllehne fest. Die Füße stehen eng beieinander und ca. einen halben Meter vom Stuhl weg, die Beine sind gestreckt. Richte die Wirbelsäule einatmend auf, beuge ausatmend beide Knie und senke die Sitzbeinhöcker nach unten Richtung Boden. Die Knie bleiben eng zusammen. Löse einatmend die Hände von der Stuhllehne und strecke die Arme langsam nach vorne oben. Die Handinnenflächen liegen fest aneinander (Abb.). Bleibe für 5 Atemzüge in dieser Haltung. Ausatmend löst du die Haltung und schüttelst die Beine kräftig aus.

4

Stelle das rechte Bein über das linke Bein. Setze den rechten Fußballen neben dem linken Fuß auf. Richte einatmend die Wirbelsäule auf, strecke beide Arme auf Schulterhöhe zur Seite und spreize alle Finger. Schließe ausatmend die Augen und kreise mit den Armen 3 tiefe Atemzüge lang in beide Richtungen (Abb.). Löse die Haltung einatmend auf. Stelle das linke Bein über das rechte und setze den linken Fußballen neben den rechten Fuß auf. Stelle dich dabei entspannt auf.

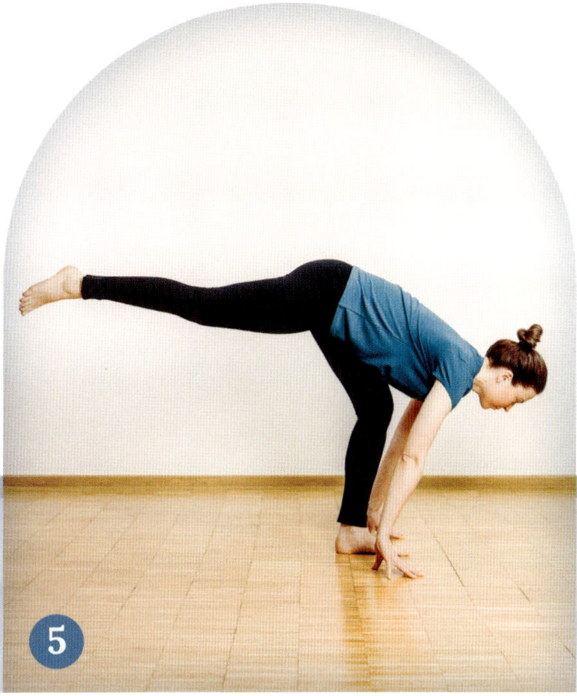

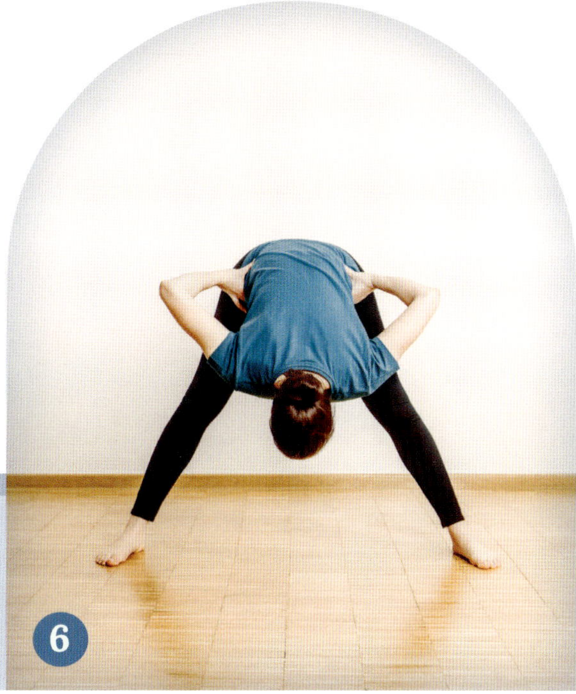

5

Mache einatmend mit dem linken Fuß einen großen Schritt nach vorne. Beuge das linke Knie etwas. Ausatmend beugst du den Oberkörper nach vorne Richtung linkem Oberschenkel und stellst die Fingerspitzen rechts und links neben dem linken Fuß auf. Blicke zur Nase. Hebe einatmend den rechten Fuß an und strecke das rechte Bein nach hinten (Abb.). Ausatmend stellst du den rechten Fuß wieder zurück und hebst den linken Fußballen an, sodass du auf der linken Ferse stehst. Stelle einatmend den linken Fuß wieder auf und atme tief aus.

6

Richte den Oberkörper einatmend auf, strecke dabei das linke Bein und stelle die Beine gegrätscht und die Füße parallel auf. Atme tief aus und lege die Hände in die Taille. Schaue einatmend zur Stirn, ausatmend beugst du den Oberkörper nach vorne und unten. Halte den Nacken locker und schaue zur Nase (Abb.).

→

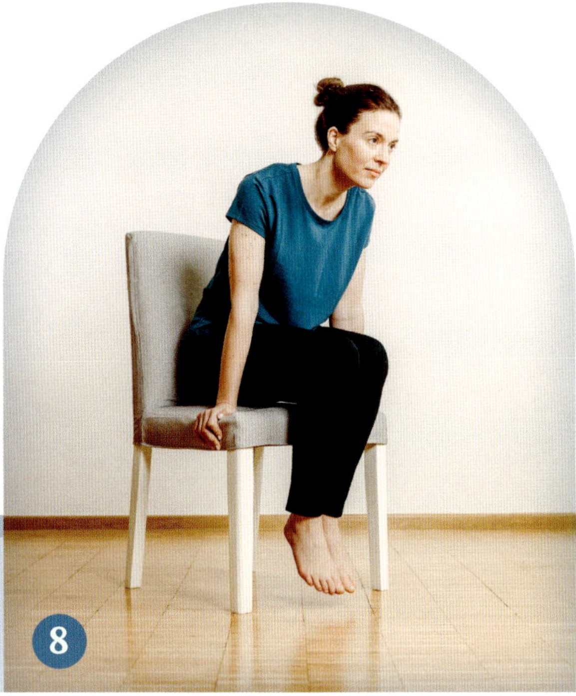

7

Richte dich einatmend auf und ziehe den rechten Fuß zur Seite. Beuge das rechte Knie im 90-Grad-Winkel. Ausatmend beugst du den Oberkörper nach vorne zum rechten Oberschenkel und stellst die Fingerspitzen rechts und links neben dem rechten Fuß auf. Blicke zur Nase. Einatmend hebst du den linken Fuß an und streckst das linke Bein nach hinten. Stelle ausatmend den linken Fuß wieder zurück und hebe den rechten Fußballen an, sodass die rechte Ferse aufgestellt ist. Stelle einatmend den rechten Fuß wieder auf und löse im Anschluss die Haltung.

8

Setze dich auf den Stuhl und presse die Oberschenkel fest zusammen. Stütze dich mit den Handballen seitlich an den Stuhlrändern ab. Hebe einatmend die Hüfte, blicke geradeaus und setze ausatmend ab (Abb.). Wdh. die Bewegung 3x und löse sie dann auf.

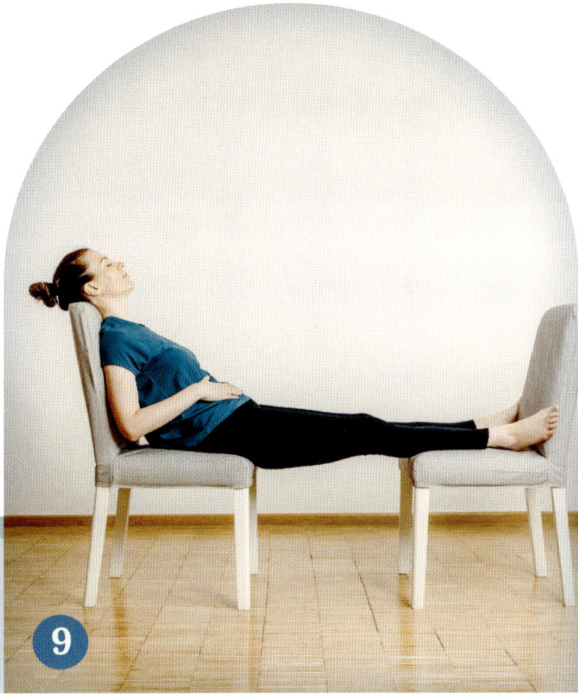

9

Komme in eine entspannte Sitzhaltung und lege die gestreckten Beine auf einem zweiten Stuhl oder Hocker ab. Lehne dich im Stuhl zurück und schließe die Augen (Abb.). Atme 10x tief durch die Nase ein und puste die Luft zischend durch den Mund aus. Wechsle in deinen natürlichen Atemrhythmus und entspanne für 3 Min. Löse danach die Haltung auf.

10

Beende den Flow mit Nadi Shodana, der Wechselatmung (→ S. 8).

EASY FLOW

Begegne der Einfachheit

ca. 14 Minuten (ohne Pranayama)

Passende Mudra: Matangi Mudra (S. 126)

https://more4u.online/ess

Dein
Easy-Flow-Mantra:
Mein Lächeln sorgt für Leichtigkeit.

GOOD TO KNOW
Leichtigkeit macht dich gelenkiger und gibt dir mehr Freiraum in deinen Bewegungen.

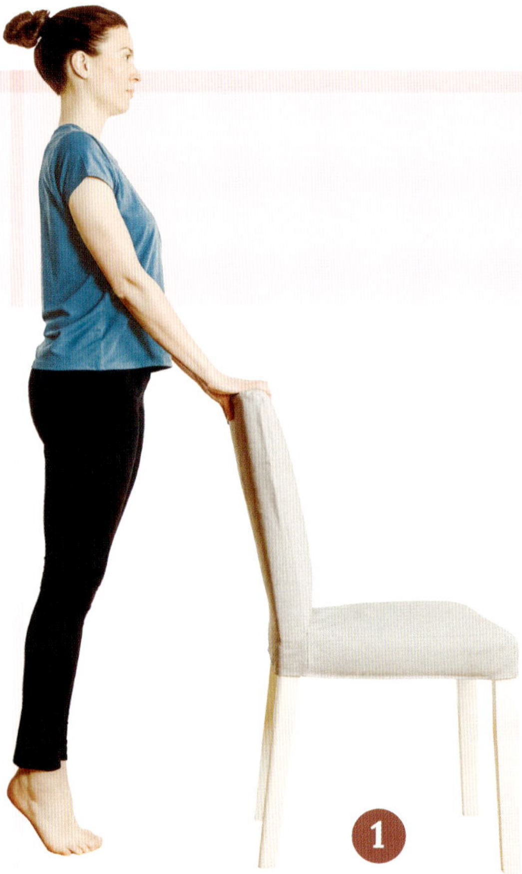

1

1

Stelle dich mit geschlossenen Füßen hinter deinen Stuhl und lege deine Hände schulterweit geöffnet auf die Stuhllehne. Stelle dich einatmend auf deine Fußballen (Abb.) und ausatmend zurück auf deine Fersen. Schließe die Augen und wdh. die Bewegung 5x. Danach schüttelst du deine Beine kräftig aus.

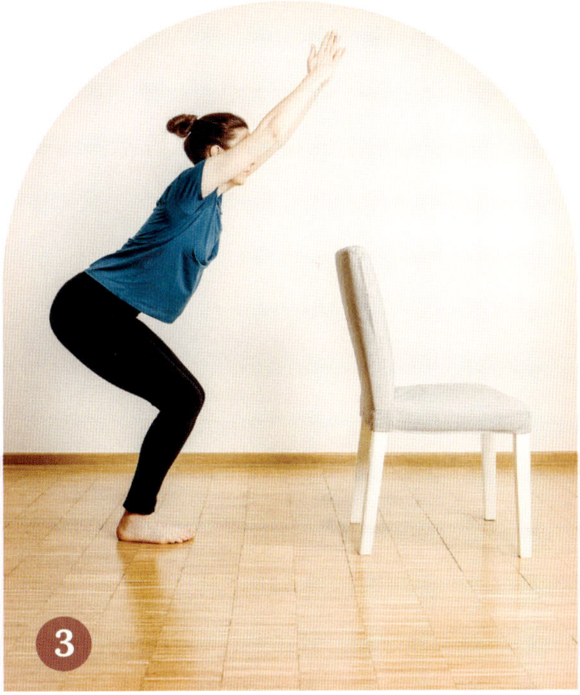

2

Stelle einatmend deine Füße hüftbreit auf und strecke deine Arme nach oben. Ziehe für 10 Atemzüge deine Arme abwechselnd nach oben und greife mit den Fingern in die Luft. Dein Ein- und Ausatmen bestimmt den Rhythmus der Bewegung. Schüttele deine Finger aus und lege sie zurück auf die Stuhllehne.

3

Tritt einatmend einen halben Meter vom Stuhl weg (die Finger liegen weiter auf der Stuhllehne) und beuge ausatmend deine Knie mit geschlossen Beinen. Löse einatmend deine Hände vom Stuhl und presse sie fest zusammen, dabei streckst du deine Arme schräg nach oben (Abb.). Bleibe für 5 Atemzüge und lockere dich im Anschluss auf.

→

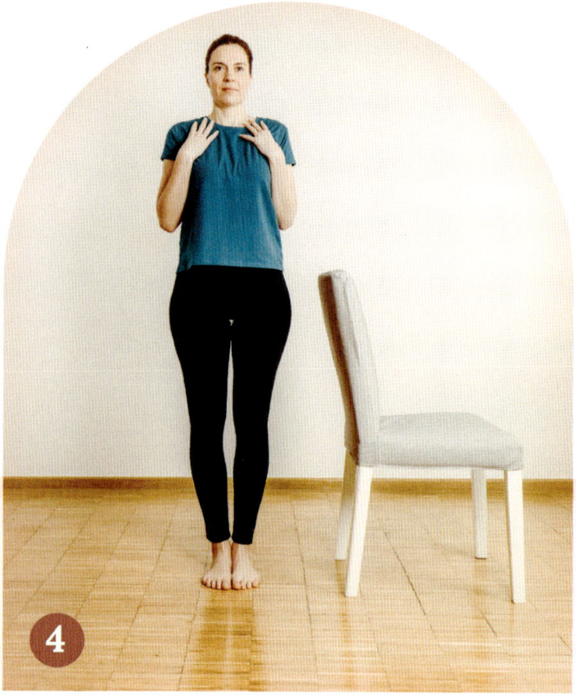

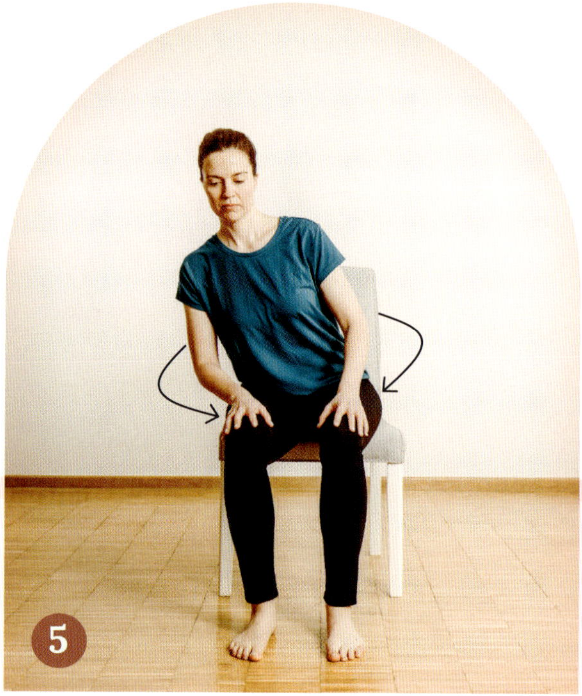

4

Lege einatmend deinen rechten Daumen in deine rechte Achselhöhle und den linken Daumen in die linke Achselhöhle und drücke mit den Daumen von innen die Achselhöhlen hoch. Halte dabei den Atem für 3 Sek. an (Abb.). Lockere ausatmend die Haltung und wdh. 3x.

5

Setze dich auf den Stuhl und rücke nah an die Stuhlkante heran. Deine Wirbelsäule ist aufgerichtet und deine Hände liegen entspannt auf den Oberschenkeln. Bewege den Oberkörper in einem Halbkreis einatmend über rechts nach hinten und ausatmend über links nach vorne. Wdh. 5x und wechsele die Richtung einatmend über links nach hinten und ausatmend über rechts nach vorne (Abb.); 5x wdh.

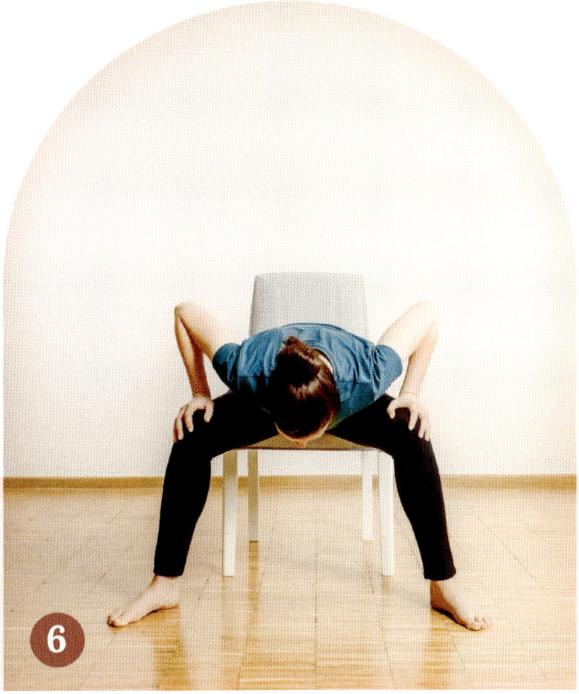

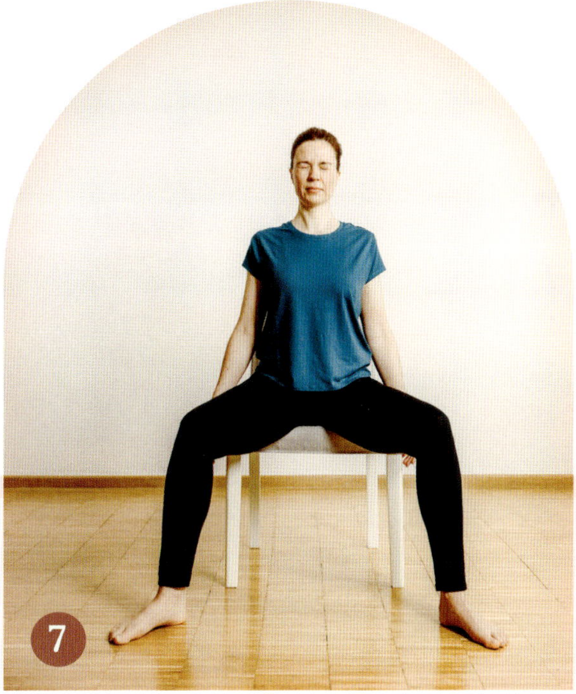

6

Stelle im Sitz deine Füße gegrätscht auf und strecke einatmend deine Arme nach oben. Beuge ausatmend deinen Oberkörper nach vorne und lege die Hände auf den Knien ab (Abb.). Löse deine Zunge und strecke sie heraus. Atme mit geöffnetem Mund ein und einem kräftigen „Ha, ha, ha, ha, ha!“ aus; 5x wdh.

7

Richte dich einatmend wieder auf und lasse deine Arme entspannt hängen. Atme tief aus und schließe deine Augen sanft. Presse die Augen für 3 Sek. etwas stärker zusammen (Abb.), löse ausatmend die Bewegung, aber halte dabei die Augen geschlossen; 3x wdh. Anschließend öffnest du sanft deine Augen.

→

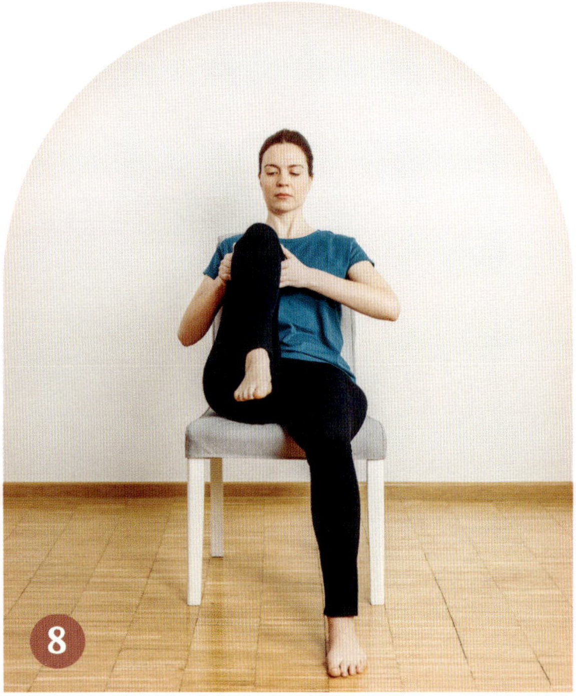

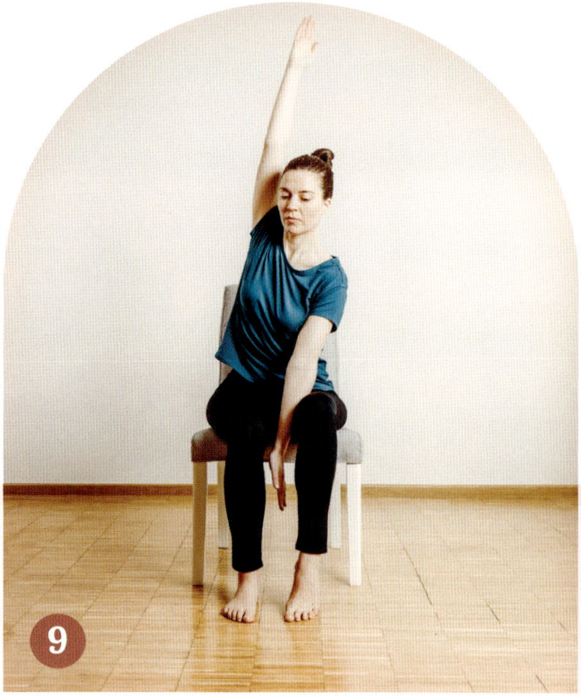

8

Atme ein und lockere deine Beine, stelle die Füße hüftbreit auf. Beuge ausatmend deinen Oberkörper nach vorne und greife mit beiden Händen in die rechte Kniekehle. Ziehe einatmend dein rechtes Knie leicht zum Brustkorb, dabei lehnst du dich nach hinten (Abb.). Lasse deinen Unterschenkel 3 Atemzüge nach vorne und hinten schwingen und stelle ausatmend den Fuß wieder ab. Wdh. die Übung mit dem linken Bein und lockere dich im Anschluss mit einem tiefen Ein- und Ausatmen.

9

Richte deine Wirbelsäule einatmend auf, dabei ziehst du die Ferse deines linken Fußes hoch. Strecke deinen rechten Arm weit nach oben und deinen linken Arm tief nach unten zur Innenseite deines linken Oberschenkels (Abb.). Halte die Position für 3 Atemzüge und kreise gleichzeitig entspannt mit beiden Händen über die Handgelenke. Dabei ziehst du mit jedem Einatmen deine Arme noch weiter voneinander weg. Löse ausatmend die Haltung und wdh. die Übung, indem du die rechte Ferse anhebst, den linken Arm nach oben und den rechten Arm nach unten zur Innenseite des rechten Oberschenkels streckst. Löse im Anschluss die Haltung auf.

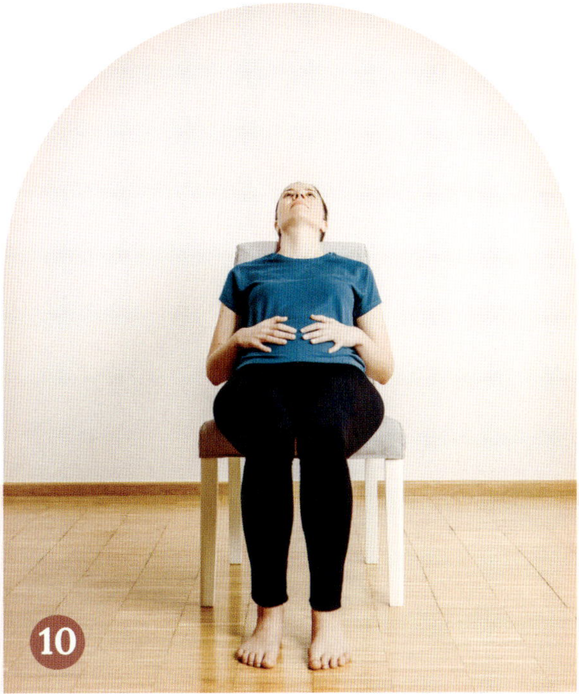

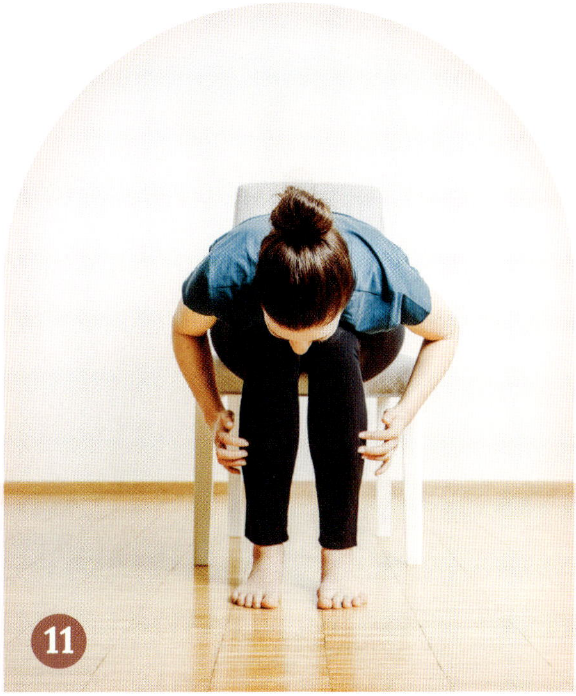

10

Ziehe deine Schulterblätter in Richtung Steißbein. Tritt 5x ein- und ausatmend leicht mit den Füßen auf. Löse die Haltung und lehne dich entspannt zurück. Lege deine Hände um den Bauchnabel (Abb.), deine Beine sind hüftbreit geöffnet und ausgestreckt, lasse deine Füße zur Seite fallen. Atme 3x tief durch die Nase ein und mit Geräusch aus dem Mund aus. Danach atmest du durchgehend durch die Nase ein und aus und ruhst für 3 Min.

11

Komme langsam in eine aufrechte Sitzhaltung zurück. Strecke einatmend deine Arme nach oben, lockere deine Finger und beuge ausatmend deinen Oberkörper langsam nach vorne. Klopfe mit deinen Fingern sanft über deine Füße, dann seitlich über die Unterschenkel (Abb.) nach oben bis zum Hüftansatz. Klopfe zuerst mit der rechten Hand sanft über die linke Schulter, über den gesamten linken Arm bis zu den Fingerspitzen und wdh. dann mit der linken Hand über die rechte Körperseite.

12

Verschränke deine Finger und lege sie locker unter dem Nabel ab. Beende den Flow mit der 4-7-8-Atmung (→ S. 11).

BEND-FORWARD-FLOW

Mit Vorbeugen kommst du dir nahe

ca. 11 Minuten (ohne Pranayama)

Passende Mudra: Vayu Mudra (S. 126)

https://more4u.online/vfk

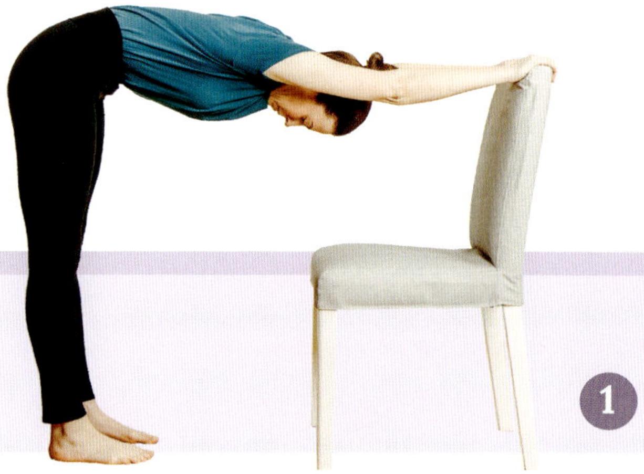

GOOD TO KNOW

Jede Vorbeuge beruhigt deine Nerven.

Dein

Bend-forward-Flow-Mantra:

Ich verneige mich vor mir.

1

Stelle dich hüftbreit vor deinen Stuhl und strecke die Arme über die Sitzfläche zur Stuhllehne hin. Beuge deinen Oberkörper nach vorne und lege die Hände so auf die Lehne, dass dein Kopf zwischen deinen gestreckten Armen ist (Abb.). Blicke einatmend zur Stirn, kippe dein Becken nach hinten und dehne deinen Rücken. Ausatmend kippst du dein Becken nach vorne, neigst deinen Kopf nach unten und blickst zur Nase. Wdh. die Bewegung 5x. Löse die Haltung auf.

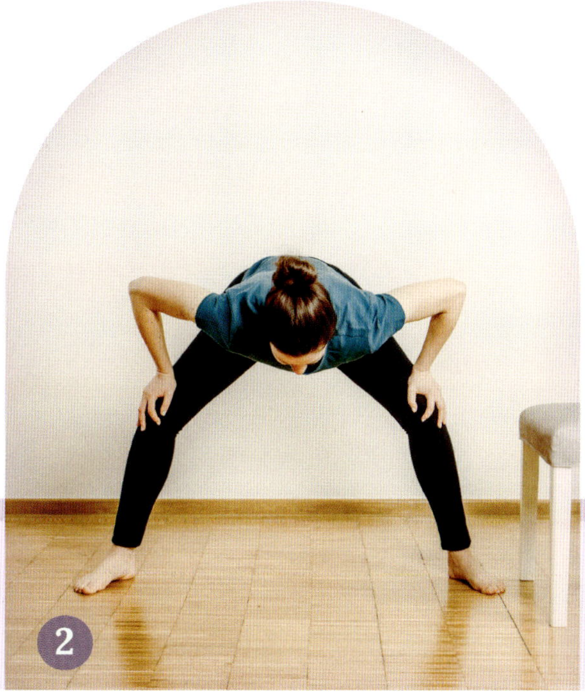

2

Stelle dich mit gegrätschten Beinen etwas vom Stuhl entfernt auf. Strecke einatmend deine Arme nach oben und beuge dich ausatmend über dein Becken nach unten. Beuge jederzeit deine Knie, wenn es an deiner hinteren Beinmuskulatur unangenehm zieht.

Lege einatmend deine Hände auf den Knien ab und beuge ausatmend deinen Oberkörper so tief wie möglich nach unten (Abb.). Bleibe für 5 Atemzüge in dieser Haltung, blicke zur Nase und halte deinen Nacken entspannt.

→

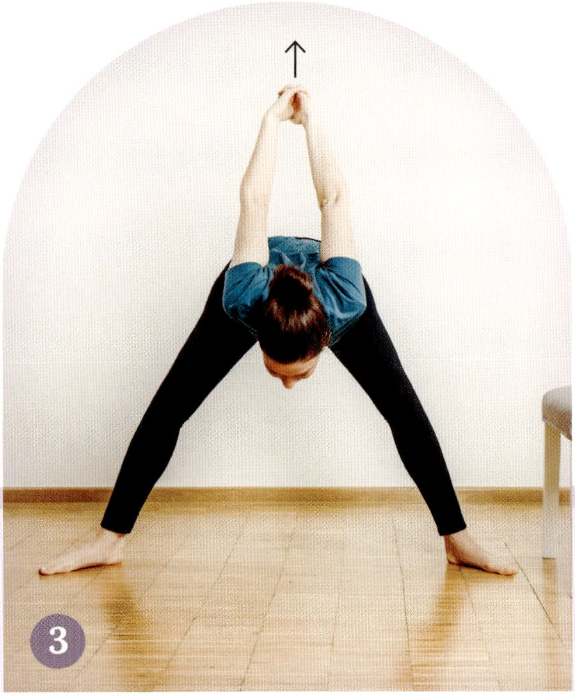

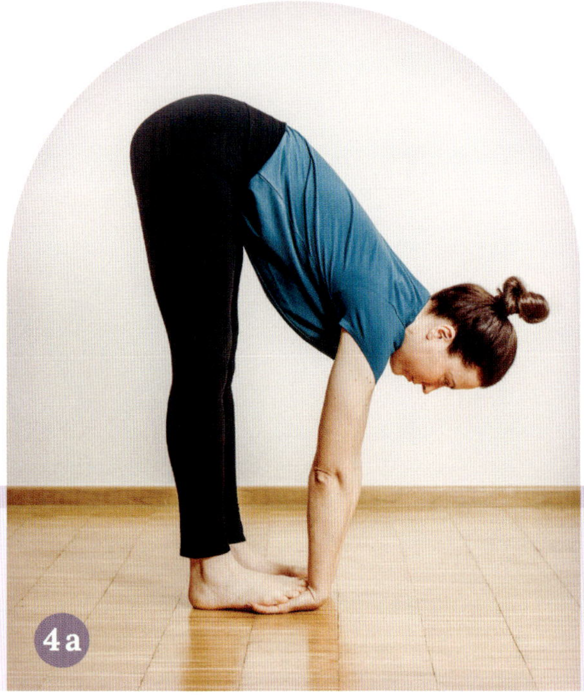

3

Komme einatmend aus der Vorbeuge zurück in den Stand und atme tief aus. Führe einatmend deine Hände hinter den Rücken und verschränke sie. Ausatmend lockerst du deine Schultern und streckst einatmend deine Arme gerade zum Boden hin, dabei blickst du zur Stirn. Beuge ausatmend deinen Oberkörper nach unten und deine gestreckten Arme nach oben (Abb.). Halte die Position für 5 Atemzüge und komme einatmend wieder zurück in den Stand. Lockere deine Hände und Arme.

4a

Stelle dich hüftbreit auf und beuge ausatmend deine Knie. Schiebe deine Handflächen von vorn so unter deine Füße, dass deine Zehen die Handgelenke berühren. Länge einatmend deinen Rücken und versuche dabei deine Beine sanft zu strecken. Blicke dabei zur Stirn (Abb.).

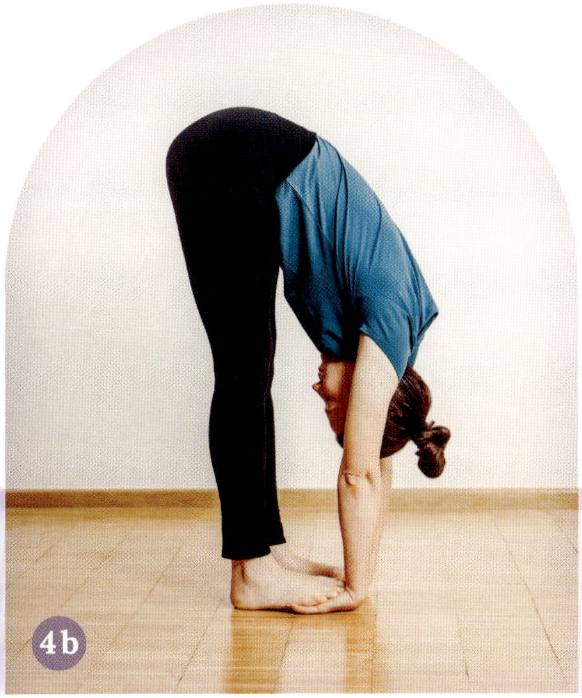

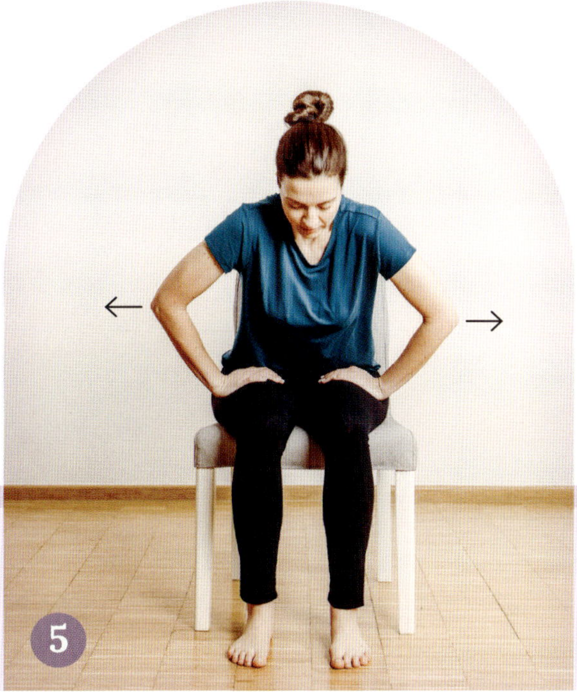

4 b

Ausatmend beugst du deinen Oberkörper so tief wie möglich nach unten und hältst dabei den Nacken locker, schaue zur Nase (Abb.). Bleibe 3 Atemzüge in dieser tiefen Vorbeuge. Schiebe einatmend deinen Brustkorb nach vorne und blicke zur Stirn. Ausatmend löst du deine Hände und umfasst deine Taille. Richte dich einatmend wieder auf.

5

Setze dich auf den Stuhl und lehne dich mit aufgerichteter Wirbelsäule an die Stuhllehne. Stelle deine Füße hüftbreit auf und lege deine Hände auf den Oberschenkeln ab, deine Finger zeigen dabei zueinander. Presse einatmend deine Handballen in die Oberschenkel, deine Schultern ziehst du nach oben zu den Ohren. Beuge dich ausatmend nach vorne und ziehe deine Ellbogen seitwärts (Abb.). Blicke einatmend zur Stirn und ausatmend zur Nase, wdh. die Bewegung 3x und lasse ausatmend deinen Oberkörper sinken.

→

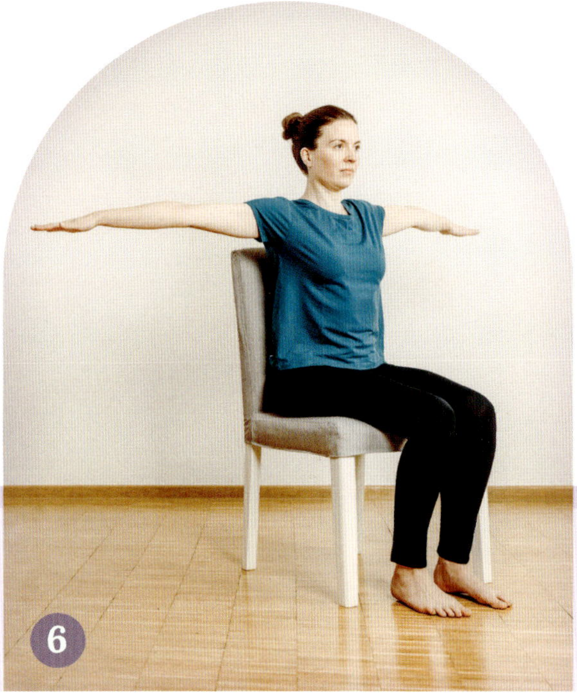

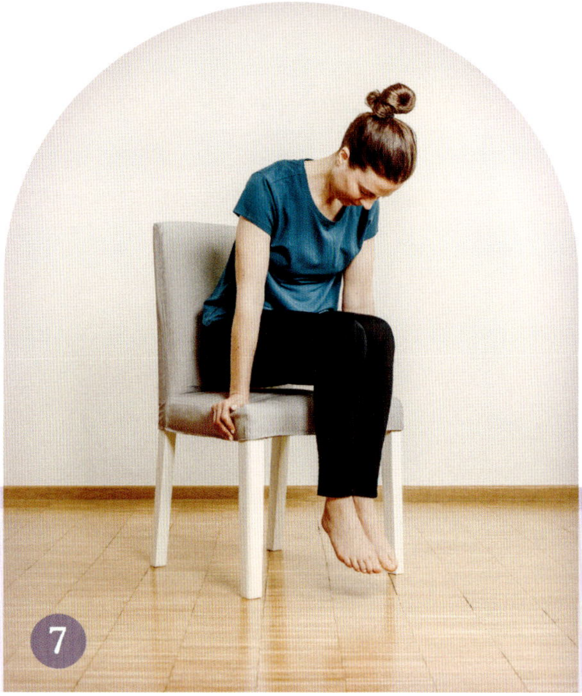

6

Löse einatmend die Hände von den Beinen, richte deinen Oberkörper auf und strecke die Arme für 3 Atemzüge seitlich auf Schulterhöhe aus (Abb.).

7

Lockere ausatmend die Arme und stütze dich mit den Handballen seitlich an den Stuhlrändern ab. Hebe einatmend die Hüfte und Füße und beuge den Oberkörper nach vorne (Abb.). Komme ausatmend zurück in den Sitz und wdh. die Bewegung 3x.

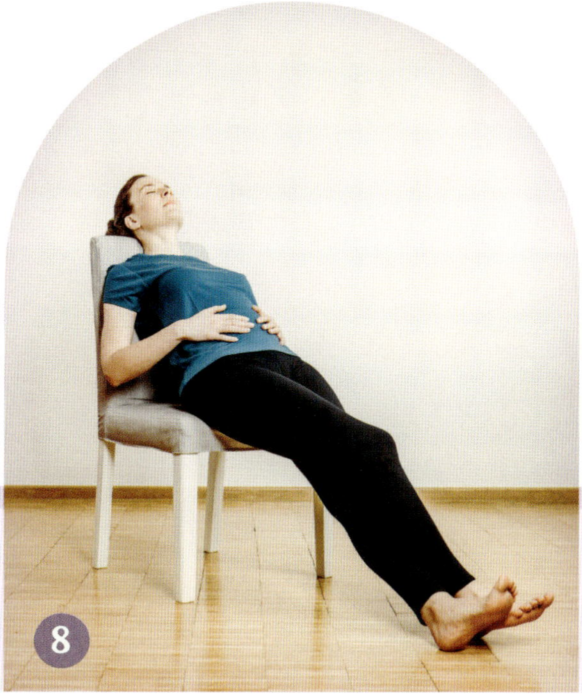

8

Strecke deine Beine nach vorne und stelle deine Fersen auf. Lehne dich bequem nach hinten in den Stuhl. Überkreuze deine Füße und lege deine Hände um den Nabel (Abb.). Lockere deinen Unterkiefer und lasse für 3 Atemzüge deine Zunge locker im Mundraum kreisen. Schließe deine Augen und genieße die Ruhehaltung für 3 Min.

9

Beende den Flow mit Bhramari, dem Bienensummen (→ S. 9).

WARRIOR FLOW

Die Heldenhaltungen stärken dich für deine Ziele

ca. 14 Minuten (ohne Pranayama)

Passende Mudra: Hakini Mudra (S. 126)

https://more4u.online/ynW

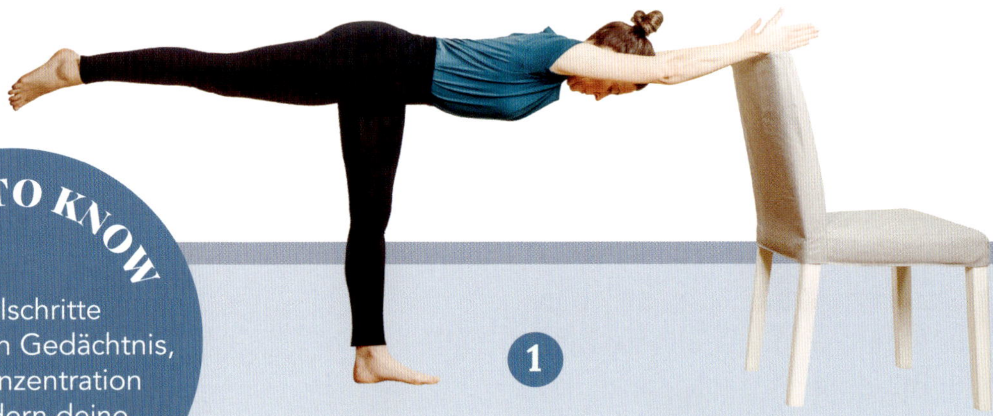

GOOD TO KNOW

Ausfallschritte schulen dein Gedächtnis, deine Konzentration und fördern deine Klarheit.

Dein ***Warrior-Flow-Mantra:***

Ich bin geerdet und erreiche meine Ziele.

1

Stelle dich einatmend hinter deinen Stuhl und lege deine Handkanten auf die Stuhllehne. Gehe ausatmend einige Schritte zurück, bis deine Arme gestreckt sind. Dein Oberkörper beugt sich dabei auf Höhe der Arme nach vorne. Blicke einatmend zur Stirn und strecke ausatmend dein rechtes Bein auf Hüfthöhe nach hinten (Abb.). Bleibe für 3 Atemzüge in dieser Haltung und wdh. die Streckung mit dem linken Bein. Stelle ausatmend beide Füße zusammen.

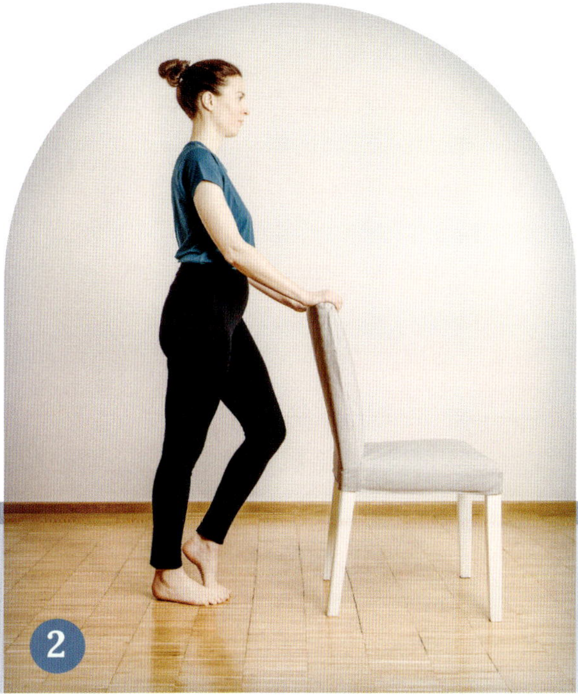

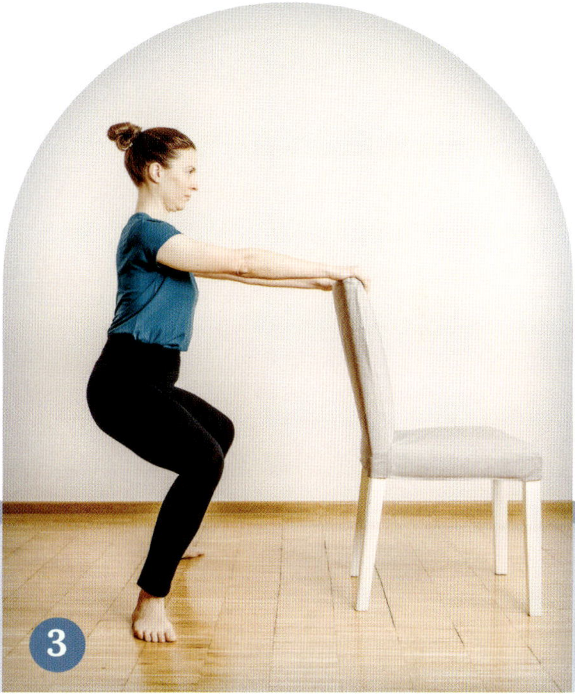

2

Stelle dich einatmend auf die Fußballen und gehe mit kleinen Schritten zur Stuhllehne. Setze ausatmend deine rechte Ferse ab und beuge dabei dein linkes Knie (Abb.). Hebe einatmend deine rechte Ferse wieder an und setze ausatmend mit dem Strecken des linken Beins deine linke Ferse ab. Dabei beugst du das rechte Knie. Bleibe für 5 Atemzüge in dieser abwechselnden Fuß- und Beinbewegung.

3

Löse die Haltung einatmend auf und lockere Arme und Beine mit einem tiefen Ausatmen. Stelle die Füße ca. 1 m voneinander entfernt auf, die Zehen zeigen dabei seitwärts. Deine Wirbelsäule ist aufgerichtet. Beuge ausatmend deine Knie (Abb.) und komme einatmend in die Beinstreckung, wdh. die Bewegung 5x.

→

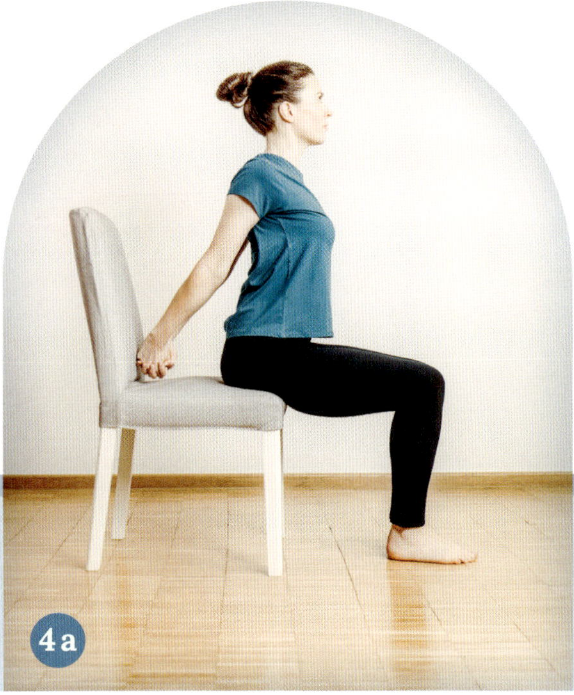

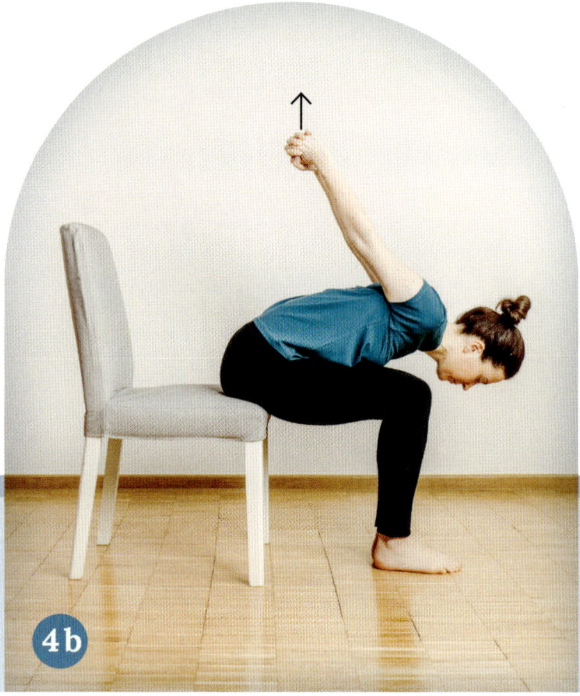

4a

Setze dich nah an die Stuhlkante. Deine Füße sind geschlossen, die Wirbelsäule ist aufgerichtet. Strecke einatmend deine Arme seitlich auf Schulterhöhe aus und spreize dabei deine Finger. Ziehe die Arme ausatmend hinter deinen Rücken und verschränke die Finger. Weite einatmend deinen Brustkorb und schaue zur Stirn (Abb.).

4b

Beuge dich ausatmend mit dem Oberkörper nach vorne und ziehe die gestreckten Arme nach oben (Abb.). Richte den Oberkörper einatmend auf und nimm dir Zeit beim Aufstehen.

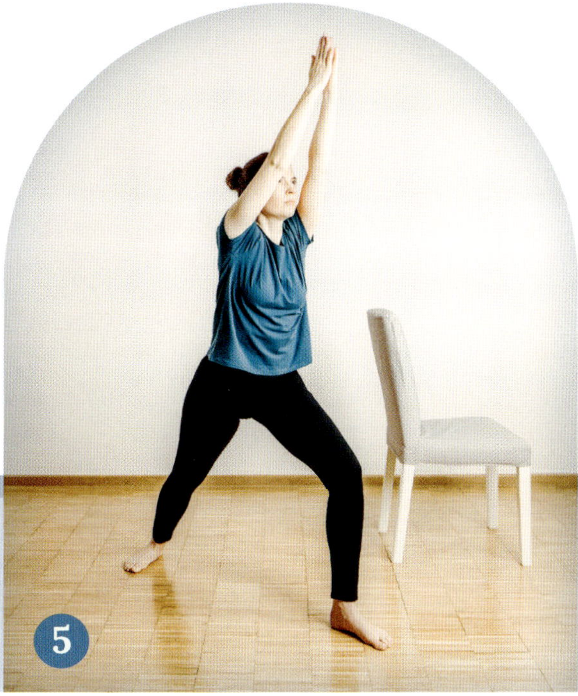

5

Tritt ausatmend in den Raum und stelle dich einatmend mit einer großzügigen Grätsche auf (ca. 1 m). Bewege ausatmend den linken Fuß 90 Grad nach außen und den rechten Fuß 45 Grad nach innen, dabei stellst du deine Fersen auf eine Linie. Beuge einatmend dein linkes Knie, bis du deine Zehen nicht mehr siehst, und strecke deine Arme über den Kopf nach oben. Lege die Handflächen zueinander und blicke zu den Daumen. Deine Hüfte zeigt nach vorne und die Schulterblätter ziehen nach unten (Abb.). Bleibe für 3 Atemzüge in dieser Haltung, achte jedoch darauf, nicht ins Hohlkreuz zu fallen.

6

Löse ausatmend die Haltung auf und senke die Arme nach unten. Drehe nun den linken Fuß 45 Grad nach rechts und den rechten Fuß 90 Grad nach außen, dabei stellst du deine Fersen wieder auf eine Linie. Beuge einatmend dein rechtes Knie auf Höhe des rechten Fußgelenks und strecke deine Arme über den Kopf nach oben. Lege die Handflächen zueinander und blicke zu den Daumen. Deine Hüfte zeigt nach vorne und die Schulterblätter ziehen nach unten. Bleibe für 3 Atemzüge in dieser Haltung.

→

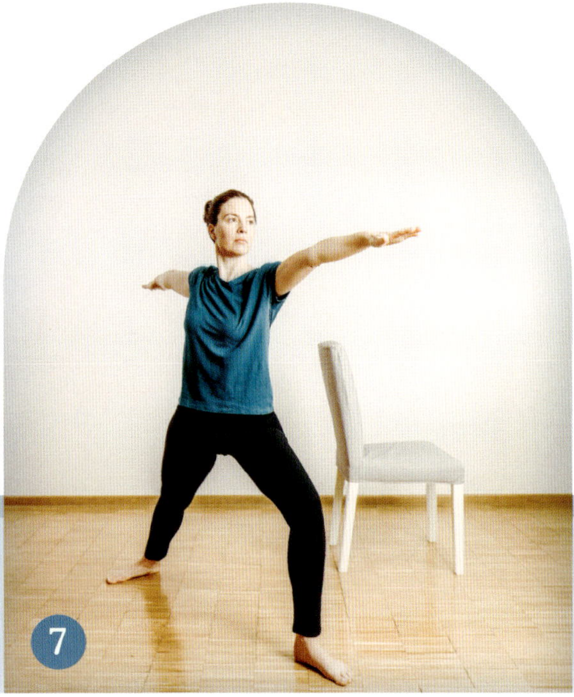

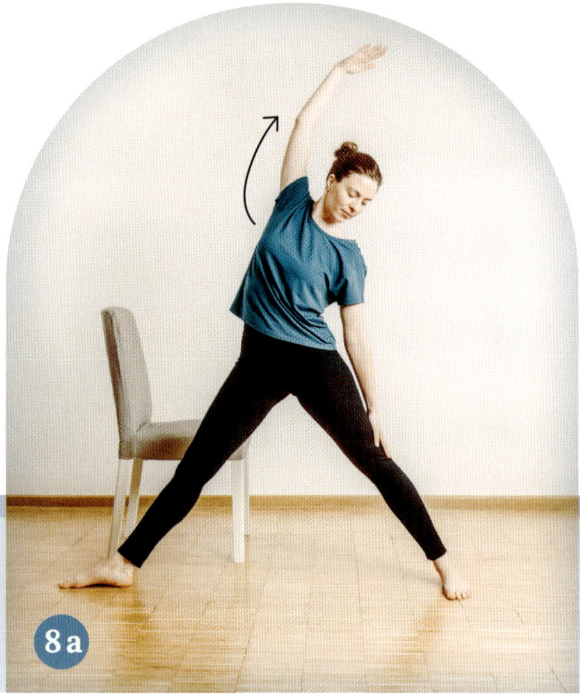

7

Einatmend setzt du den rechten Fuß einen Schritt weiter nach rechts und senkst die Arme seitlich auf Schulterhöhe. Blicke über den linken Mittelfinger und bleibe für 3 Atemzüge in dieser Haltung (Abb.). Ausatmend kommst du über die Füße nach rechts und beugst das rechte Knie auf Höhe des rechten Fußgelenks. Blicke über den rechten Mittelfinger und bleibe für 3 Atemzüge in dieser Haltung.

8a

Ausatmend senkst du die linke Hand zum linken hinteren Oberschenkel, wobei der rechte Arm über den Kopf gebeugt nach links zieht. Blicke nach links unten (Abb.). Komme einatmend in die aufrechte Haltung zurück. Ausatmend drehst du dich über die Füße zur linken Seite und wdh. die seitliche Beugung mit dem linken Arm über die rechte Seite. Blicke dabei nach rechts unten.

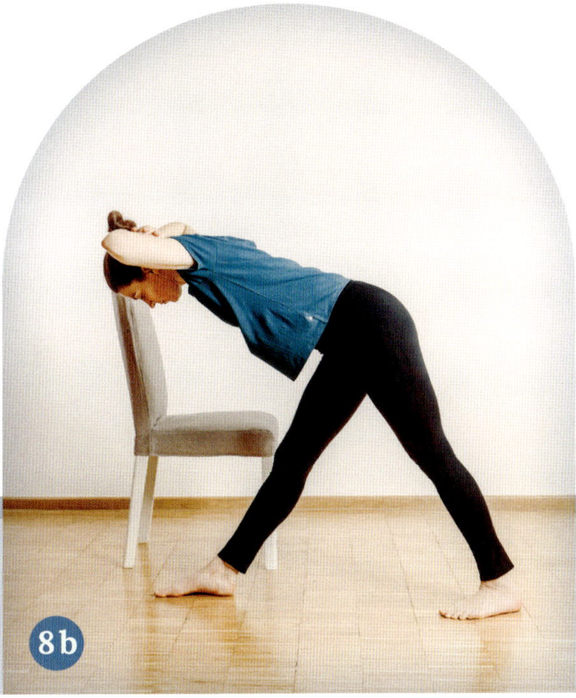

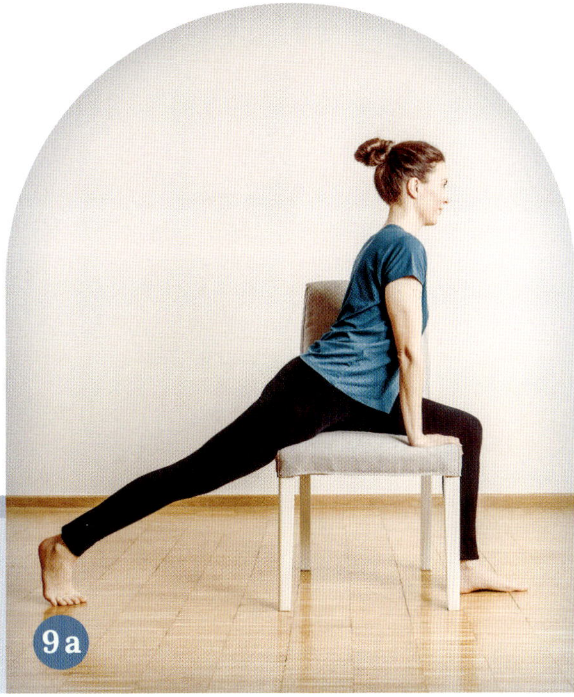

8b

Richte dich einatmend auf und drehe die Füße nach rechts. Verschränke einatmend deine Finger und lege sie in den Nacken, deine Ellbogen ziehen dabei nach außen. Beuge dich ausatmend zum rechten Oberschenkel nach unten und bleibe 3 Atemzüge in der Haltung (Abb.). Richte dich einatmend auf und wdh. die Bewegung für 3 Atemzüge zum linken Oberschenkel. Löse die Haltung auf.

9a

Setze dich wieder auf den Stuhl. Grätsche einatmend die Beine zu den Seiten und drehe den linken Fuß nach links, wobei die linke Ferse zum Stuhl zeigt. Stütze dich mit den Händen auf der Sitzfläche ab, hebe die Hüfte an und drehe den Oberkörper nach links. Strecke das rechte Bein nach hinten und stelle den Fußballen auf, die Zehen zeigen zum Stuhl (Abb.).

→

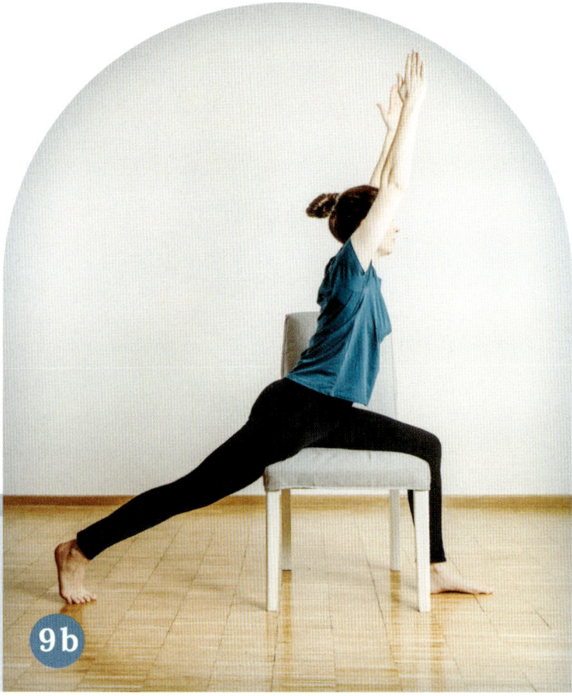

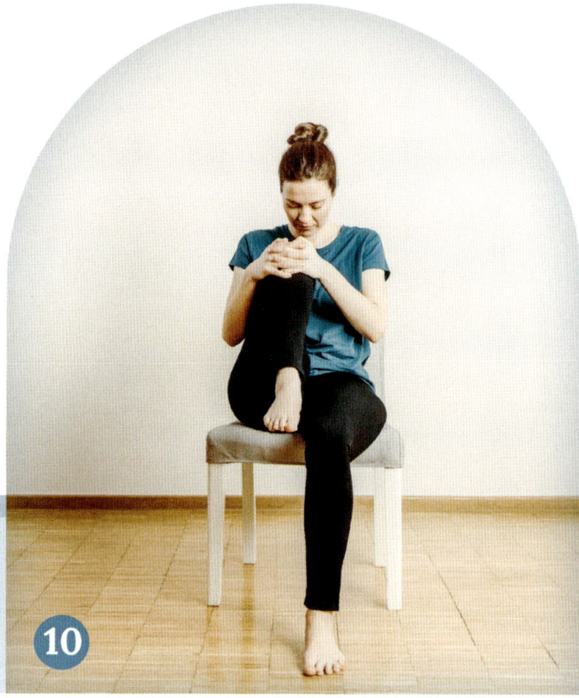

9b

Einatmend streckst du die Arme nach oben und schaust zur Stirn (Abb.). Komme ausatmend zurück in den Sitz und wdh. die Bewegung auf der anderen Seite.

10

Setze dich mit geschlossenen Beinen nah an die Stuhlkante. Umfasse einatmend mit beiden Händen dein rechtes Knie und ziehe es nach oben. Ausatmend beugst du deine Stirn in Richtung Knie (Abb.). Richte dich einatmend auf und stelle den rechten Fuß zurück. Wdh. die Übung mit dem linken Knie.

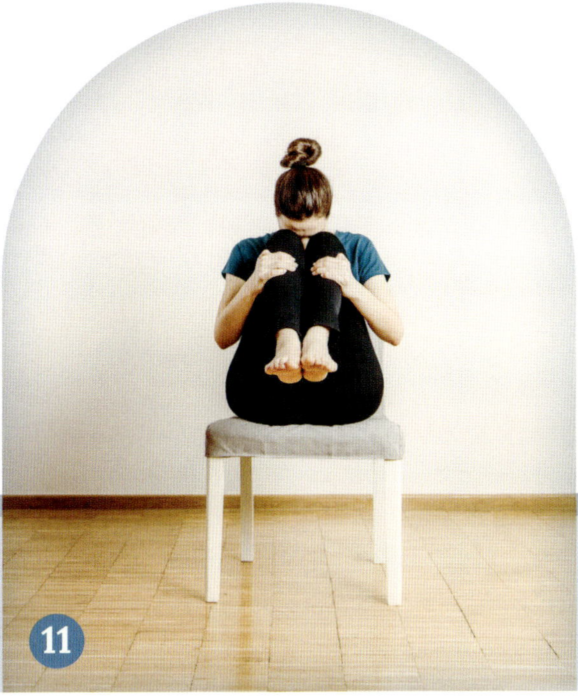

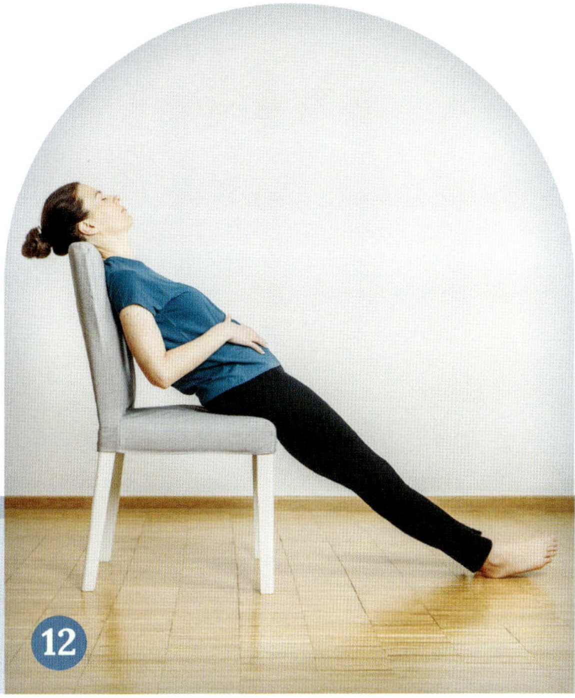

11

Ziehe einatmend beide Knie nach oben und umfasse mit den Armen deine Schienbeine. Senke ausatmend deine Stirn zu den Knien (Abb.) und löse einatmend die Haltung auf; 3x wdh.

12

Lehne dich entspannt in den Stuhl und strecke deine Beine aus. Deine Füße fallen seitwärts auseinander. Lege deine Hände um deinen Bauchnabel und schließe die Augen (Abb.). Atme 3x tief durch die Nase ein und durch den Mund aus. Finde deinen natürlichen Atemrhythmus und entspanne für 3 Min.

13

Beende den Warrior-Flow mit der Ujjayi-Atmung (→ S. 9).

SHAKE FLOW

Löse dich schüttelnd und klopfend aus der Starre

ca. 12 Minuten (ohne Pranayama)

Passende Mudra: Uttarabodhi Mudra (S. 126)

https://more4u.online/twN

Dein ***Shake-Flow-Mantra:***
Ich bin gereinigt und gestärkt für neue Aufgaben.

GOOD TO KNOW

Schütteln bewirkt eine tiefe Reinigung auf allen Ebenen.

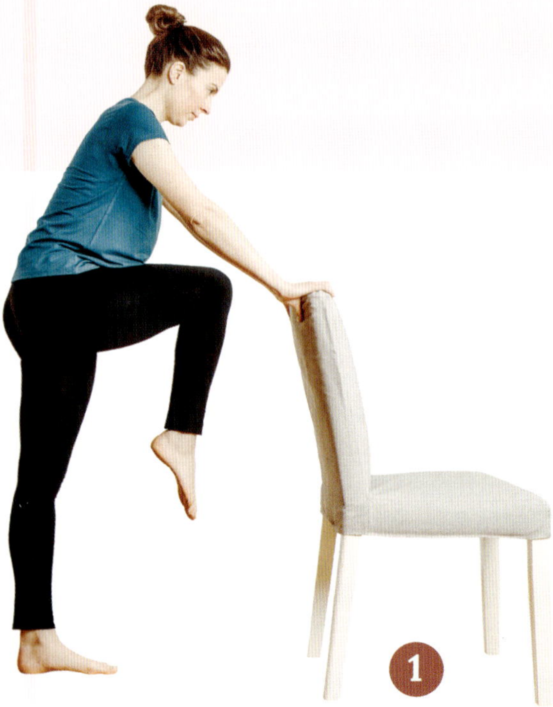

1

1

Stelle dich mit etwas Abstand hinter deinen Stuhl und umfasse mit beiden Händen die Stuhllehne. Lockere ausatmend deine Beine, indem du erst das rechte Knie anhebst, nach links ziehst (Abb.) und zurückstreckst. Dann hebst du das linke Knie an, um es nach rechts zu ziehen. Im Anschluss streckst du es zurück. Das jeweils andere Bein muss dabei locker gestreckt bleiben. Bleibe 5 Atemzüge in der Wechselbewegung der Knie.

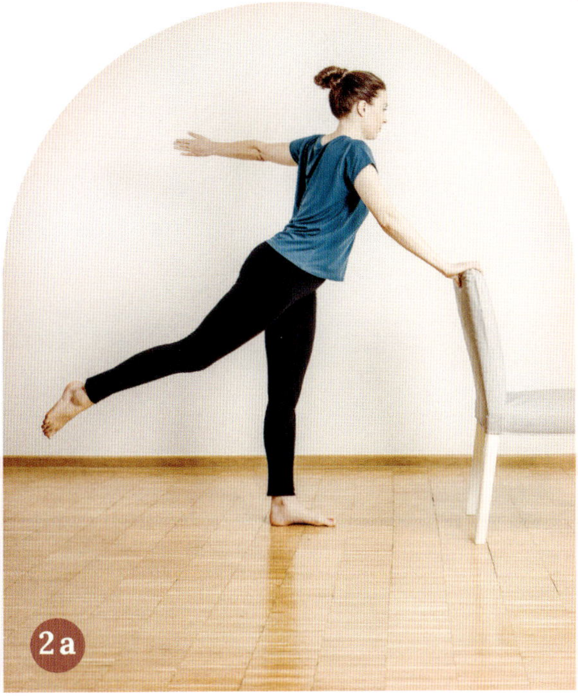

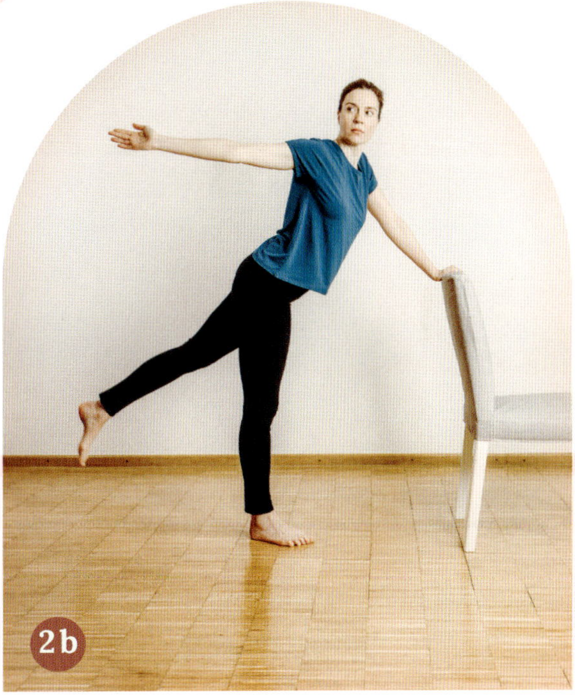

2a

Löse die linke Hand von der Lehne, strecke sie nach links aus und drehe einatmend den Oberkörper schwungvoll nach links auf. Schwinge das rechte Bein einatmend nach vorne und ausatmend nach hinten (Abb.), bleibe in dieser Bewegung für 3 Atemzüge. Die rechte Hand bleibt an der Stuhllehne.

2b

Wechsele schwungvoll die Seite und wdh. die Übung für 3 Atemzüge mit dem linken Bein, die linke Hand bleibt an der Stuhllehne (Abb.).

→

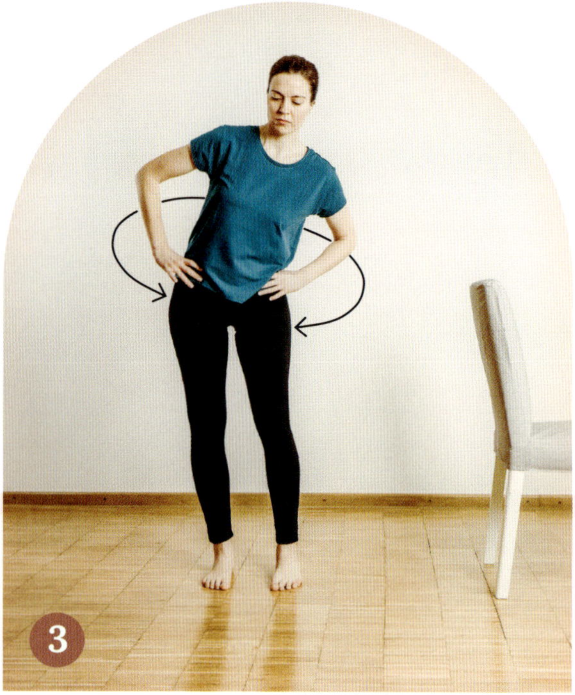

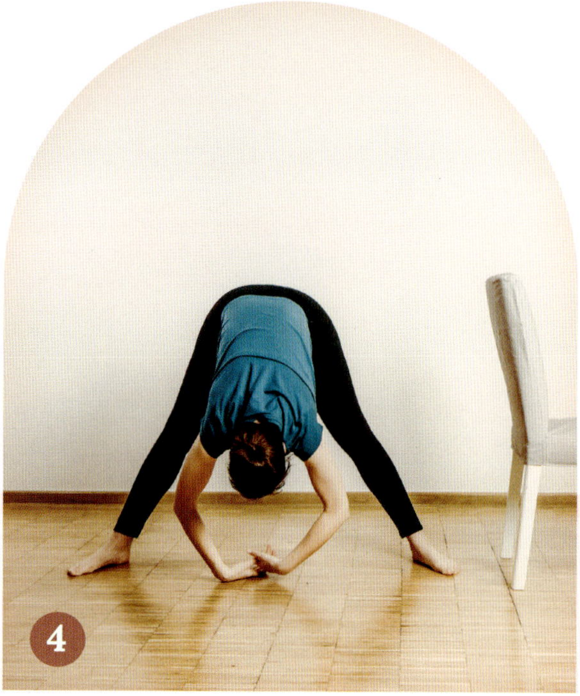

3

Löse die Haltung auf und stelle dich etwas vom Stuhl entfernt stabil auf. Schüttele für 5 Atemzüge die Arme kräftig aus. Lege einatmend die Hände in die Taille und kreise für 3 Atemzüge mit der Hüfte über rechts, dann für 3 Atemzüge über links (Abb.).

4

Stelle dich einatmend gegrätscht auf und blicke zur Stirn. Beuge dich ausatmend nach unten, dabei blickst du zur Nase. Löse die Hände und lasse sie locker nach unten baumeln. Schüttele für 5 Atemzüge deine Arme aus (Abb.). Lege einatmend die Hände zurück in die Taille und richte dich wieder auf.

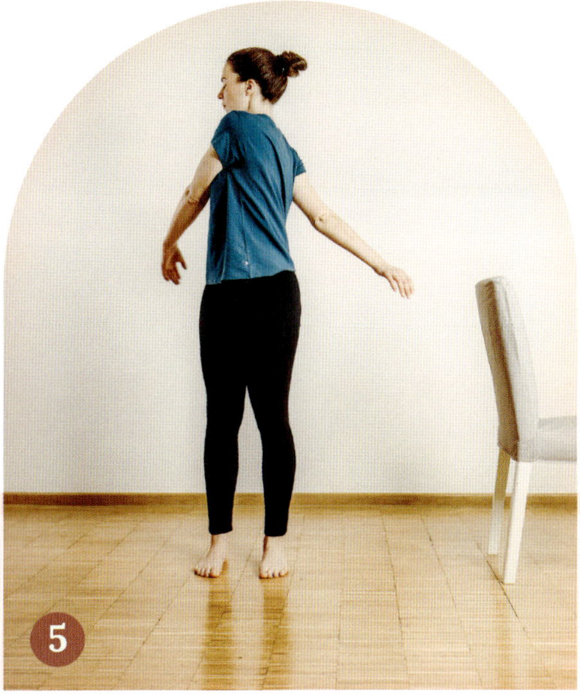

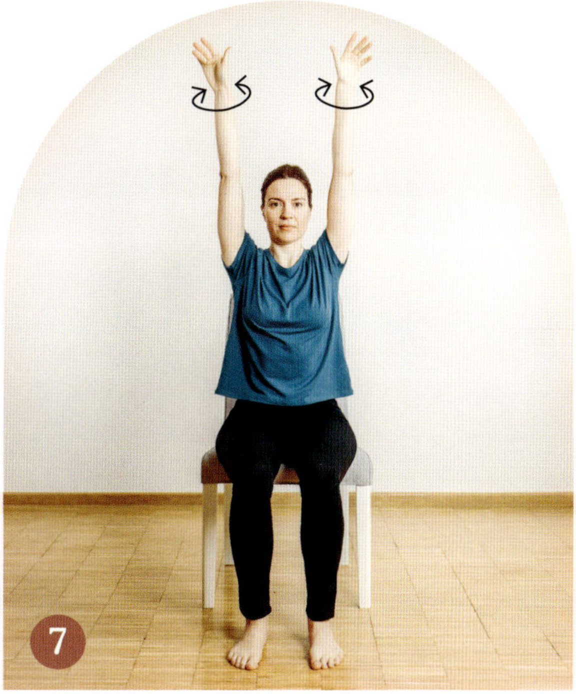

5

Löse die Haltung und stelle dich einatmend hüftbreit auf, dabei schließt du die Augen. Deine Arme baumeln entspannt am Körper. Drehe für 3 Atemzüge den Oberkörper schwungvoll von rechts nach links. Komme einatmend zurück zur Mitte und atme tief aus. Wdh. die Drehung für 3 Atemzüge von links nach rechts (Abb.).

6

Bleibe einatmend in einer stabilen Haltung und schüttele für 5 Atemzüge die Waden kräftig aus. Du wirst die Vibration des Schüttelns bis zur Hüfte spüren. Schüttle für weitere 3 Atemzüge die Finger, Hände und Arme aus und spüre die Vibration bis zu den Schultern. Halte ausatmend und mit geschlossenen Augen einen Moment inne und spüre der Vibration nach.

7

Setze dich auf den Stuhl und rücke bis zur Stuhlkante vor. Stelle deine Füße hüftbreit auf. Strecke einatmend deine Arme über den Kopf und kreise locker mit den Händen in beide Richtungen, dabei blickst du geradeaus (Abb.). Atme dabei 3x tief ein und aus.

→

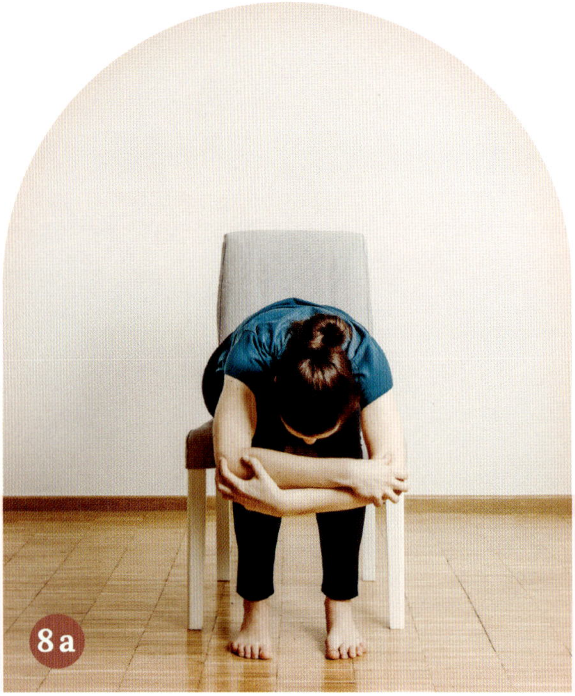

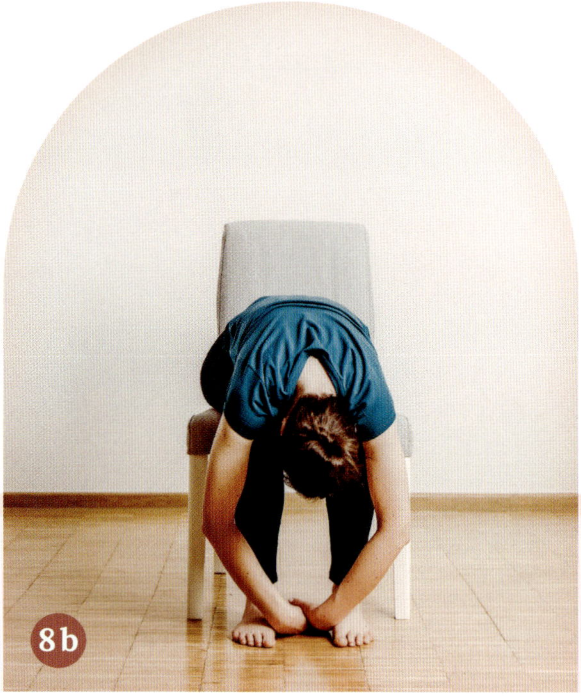

8a

Fasse einatmend deine Ellbogen und schwinge sie für 3 Atemzüge von rechts nach links. Im Anschluss beugst du dich ausatmend und entspannt nach vorne (Abb.).

8b

Blicke einatmend zur Stirn und löse ausatmend die Arme, die langsam nach unten sinken (Abb.). Schüttele für 3 Atemzüge die Arme aus, wobei du die Schultern abwechselnd zu den Ohren ziehst. Richte dich einatmend wieder auf.

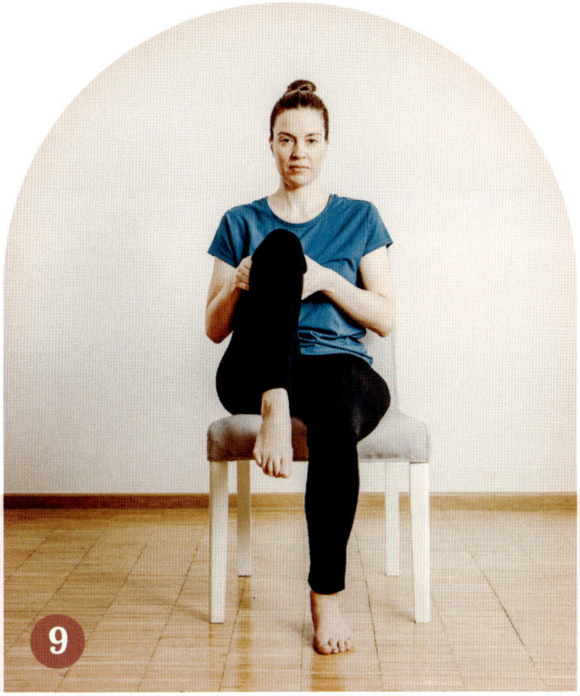

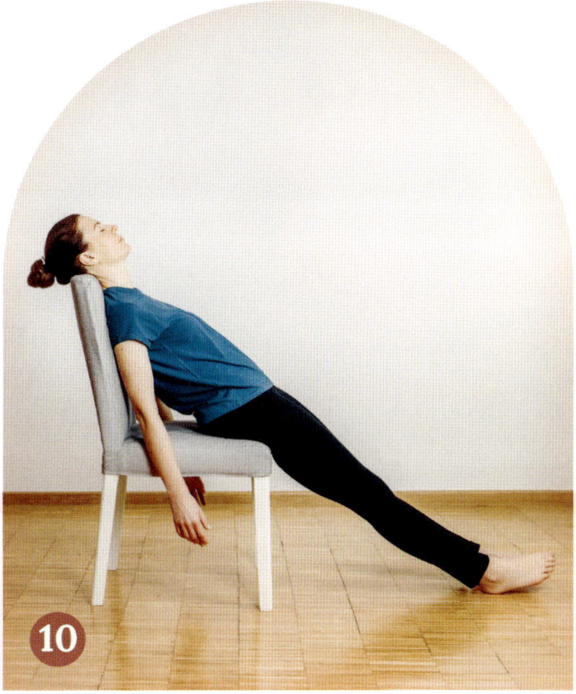

9

Lege beide Hände in die rechte Kniekehle, wobei die Daumen nah am Knie abgelegt sind. Ziehe einatmend dein Knie nach oben und schüttele für 3 Atemzüge dein rechtes Bein aus (Abb.). Schwinge dann 3 Atemzüge lang deinen rechten Unterschenkel von vorne nach hinten und stelle ihn wieder zurück. Wechsele zur linken Seite und wdh. die Bewegungen.

10

Lehne dich bequem nach hinten in den Stuhl. Strecke deine Beine aus und lasse die Füße zur Seite kippen (Abb.). Schließe die Augen und bewege den Unterkiefer für 10 Sek. von rechts nach links. Atme durch die Nase ein, deine Lippen sind geschlossen. Atme 3x geräuschvoll mit vibrierenden Lippen aus und spüre der Vibration nach. Genieße die Ruhehaltung für 3 Min. Strecke einatmend deine Arme kurz nach oben und richte deinen Körper wieder auf.

11

Beende den Flow mit Bhramari, dem Bienensummen (→ S. 9).

CORE FLOW

Stabilisiere deine Körpermitte

ca. 11 Minuten (ohne Pranayama)

Passende Mudra: Agni Mudra (S. 127)

https://more4u.online/xhv

Dein

Core-Flow-Mantra:

Bei jedem Sturm verbinde ich mich mit meiner starken Mitte.

GOOD TO KNOW

Eine trainierte Bauchmuskulatur lässt dich freier atmen und stärkt deinen unteren Rücken.

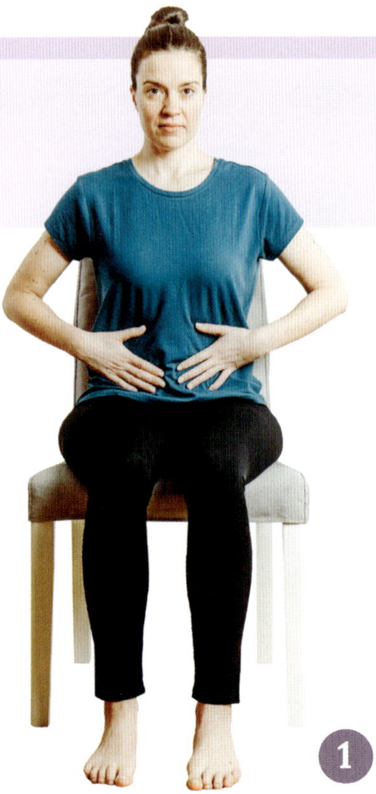

1

Setze dich bequem auf den Stuhl und lege deine Hände um den Bauchnabel ab. Entspanne einatmend deinen Bauch und ziehe ausatmend deinen Nabel ein. Wdh. die Übung für 10 Atemzüge (Abb.).

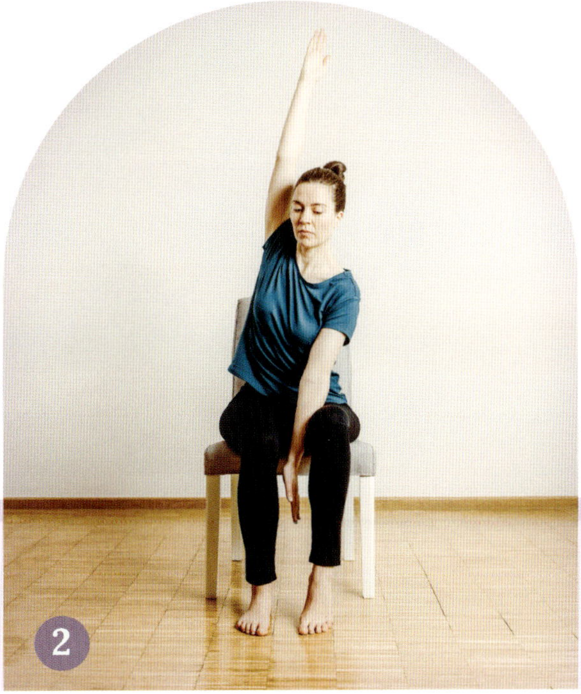

2

Richte deine Wirbelsäule einatmend auf und ziehe die Ferse deines linken Fußes hoch, dabei streckst du deinen rechten Arm weit nach oben und deinen linken Arm nach unten zur Innenseite deines linken Oberschenkels. Halte die Position für 3 Atemzüge und schaue dabei zur Nasenspitze (Abb.).

Ausatmend löst du die Haltung und wdh. die Übung, indem du die rechte Ferse anhebst und den linken Arm weit nach oben streckst. Den rechten Arm streckst du dabei nach unten zur Innenseite des rechten Oberschenkels. Löse die Haltung auf.

→

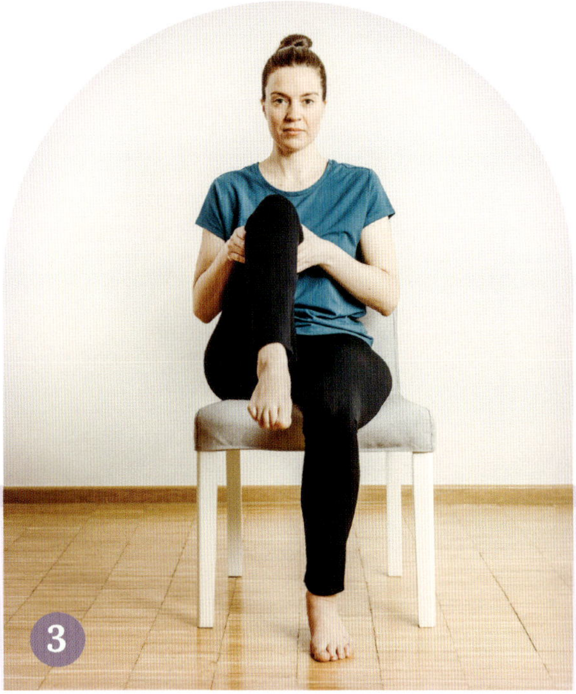

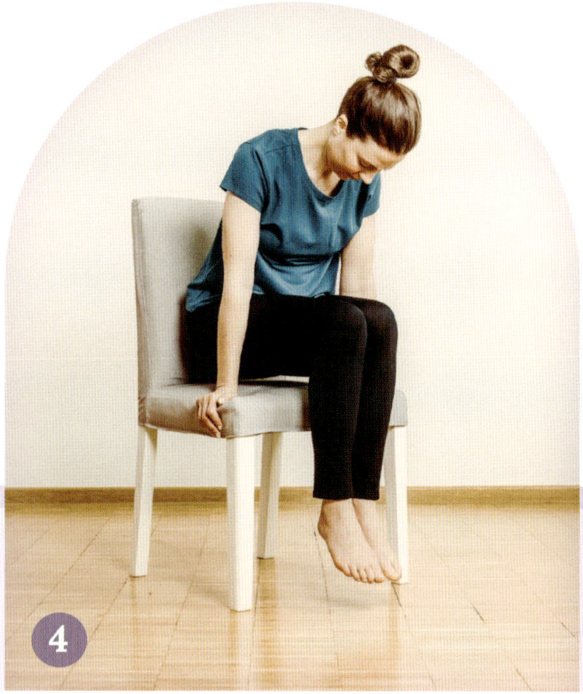

3

Stelle die Füße hüftbreit auf und strecke einatmend beide Arme nach oben. Mit gestreckten Armen beugst du deinen Oberkörper ausatmend nach unten. Greife einatmend mit beiden Händen in die rechte Kniekehle und ziehe das Knie nach oben in Richtung Brustkorb. Schaukele deinen rechten Unterschenkel für 5 Atemzüge vor und zurück (Abb.) und stelle ausatmend deinen Fuß wieder ab. Wdh. die Übung für 5 Atemzüge mit dem linken gebeugten Knie.

4

Stütze dich mit den Handballen an den Seitenkanten der Sitzfläche ab und beuge einatmend den Oberkörper nach vorne (Abb.). Ausatmend hebst du Hüfte und Füße. Einatmend löst du die Haltung und richtest deinen Oberkörper wieder auf. Wdh. die Bewegung 5x.

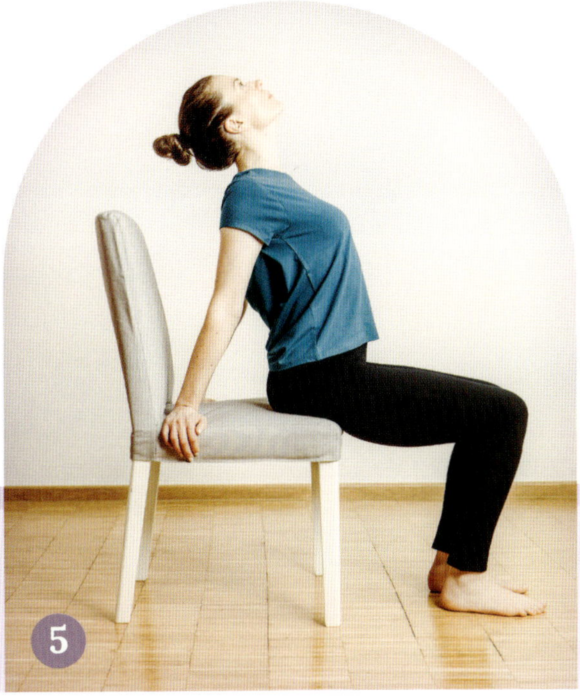

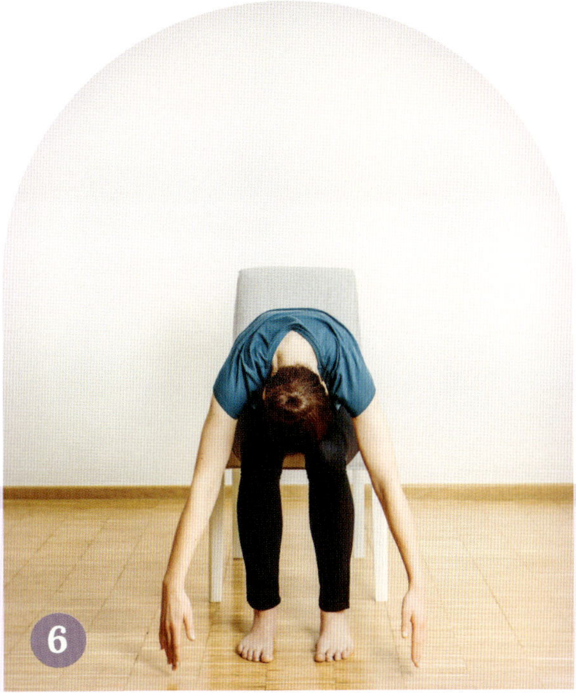

5

Löse die Hände und lege sie an den Seitenkanten dicht vor der Stuhllehne ab. Rücke einatmend vor zur Stuhlkante und hebe dein Kinn weit nach oben. Stütze dich mit den Handballen ab und schiebe deinen Brustkorb so weit nach vorne, dass du in ein leichtes Hohlkreuz kommst (Abb.). Blicke nach oben und halte die Position für 5 Atemzüge.

6

Löse die Haltung mit dem nächsten Einatmen auf und beuge den Oberkörper ausatmend nach vorne. Lasse deine Arme für 3 Atemzüge nach unten sinken (Abb.) und richte dich einatmend wieder auf.

→

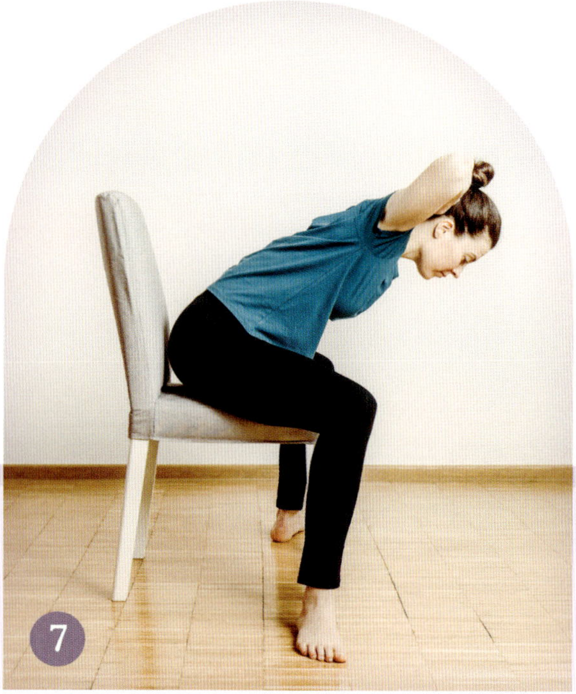

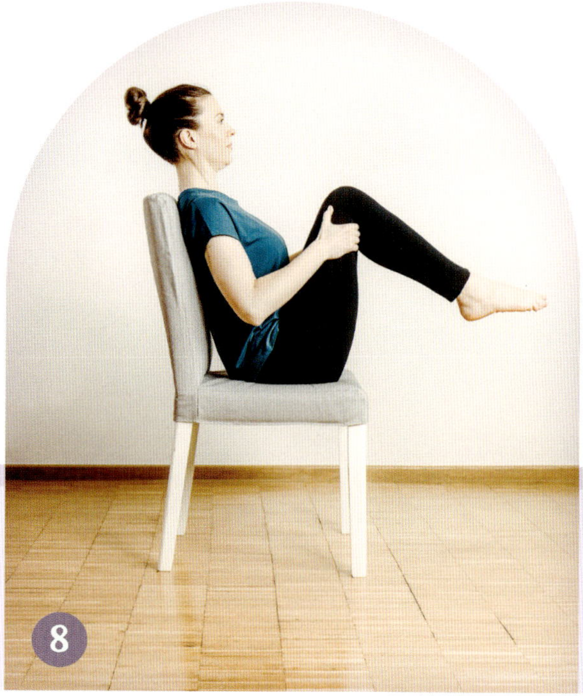

7

Rücke nun weit nach hinten zur Stuhllehne und grätsche deine Beine. Deine Zehen sind seitwärts ausgerichtet. Lege deine verschränkten Hände in den Nacken und richte einatmend deine Wirbelsäule auf. Beuge ausatmend deinen Oberkörper nach vorne und ziehe deine Ellbogen zueinander. Richte dich einatmend wieder auf und ziehe die Ellbogen auseinander (Abb.). Wdh. die Bewegung 5x.

8

Setze dich wieder an die Stuhlkante und strecke einatmend deine Arme nach oben. Ausatmend beugst du dich nach vorne und greifst mit beiden Händen in deine Kniekehlen. Ziehe einatmend deine Knie nach oben, wobei du dich schwungvoll nach hinten zur Stuhllehne bewegst. Bleibe 5 Atemzüge mit angezogenen Knien in der Haltung, bevor du sie auflöst (Abb.).

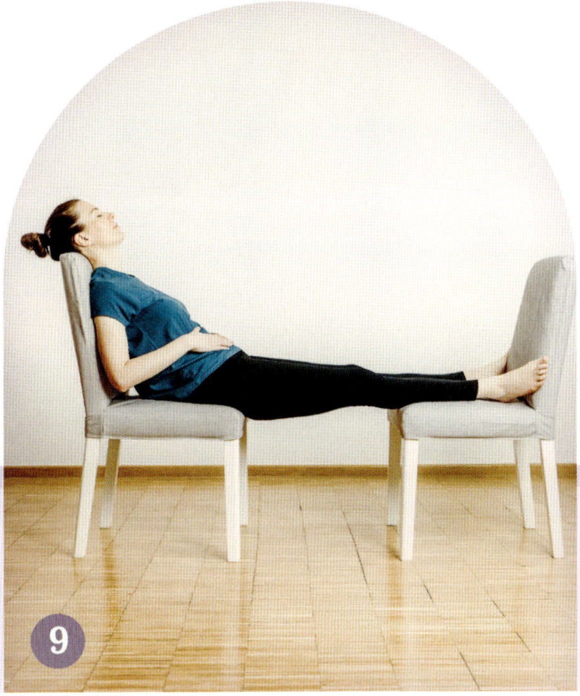

9

Strecke deine Beine auf einem zweiten Stuhl aus und lehne den Oberkörper bequem nach hinten. Lege deine Hände um den Bauchnabel und schließe die Augen. Entspanne deinen Bauch beim Einatmen und ziehe den Nabel ausatmend nach innen (Abb.). Wdh. die Übung für 5 Atemzüge und ruhe im Anschluss für 3 Min.

10

Beende den Flow mit der Ujjayi-Atmung (→ S. 9).

POWER FLOW

Genieße deine Kraft, um noch tiefer zu entspannen

ca. 15 Minuten (ohne Pranayama)

Passende Mudra: Ganesha Mudra (S. 127)

https://more4u.online/kGn

Dein

Power-Flow-Mantra:

Ich bin kraftvoll, mutig und entschlossen und stehe für mich ein.

GOOD TO KNOW

Kraftaufbau macht uns widerstandsfähiger.

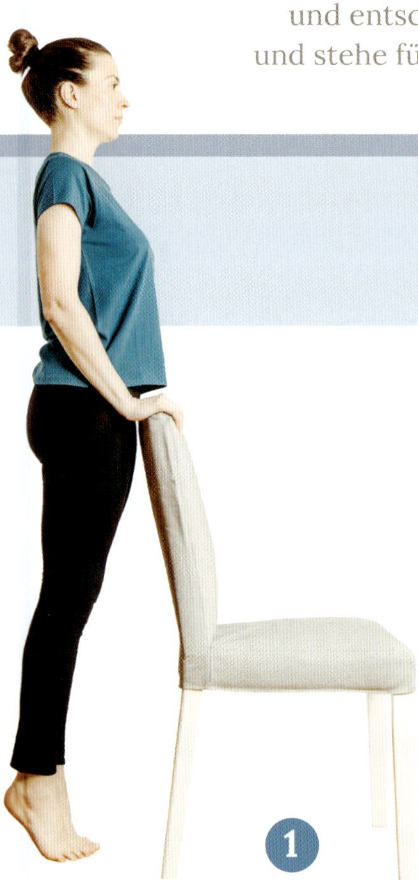

1

Stelle dich nah an die Stuhllehne. Deine Hände liegen schulterbreit auf der Lehne. Ziehe einatmend beide Fersen gleichzeitig hoch (Abb.) und setze sie ausatmend wieder ab. Richte deinen Blick geradeaus und bleibe für 10 Atemzüge in dieser Bewegung.

2

Stelle dich so weit von der Stuhllehne entfernt auf, dass du die Ferse des rechten, gestreckten Beins

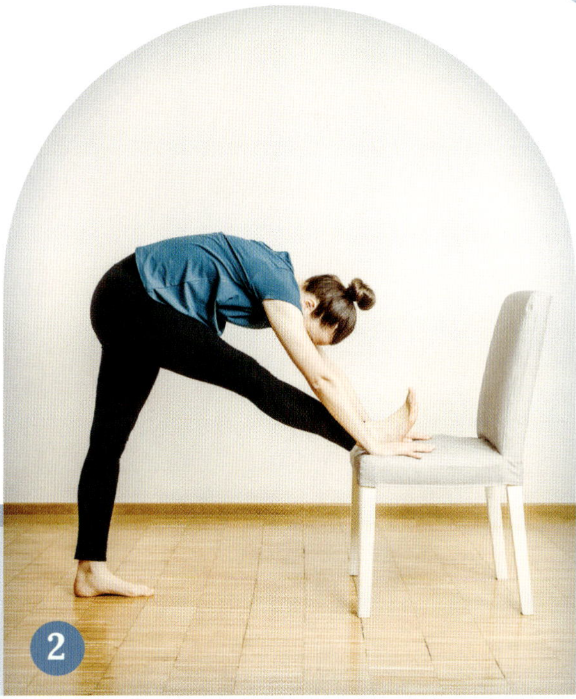

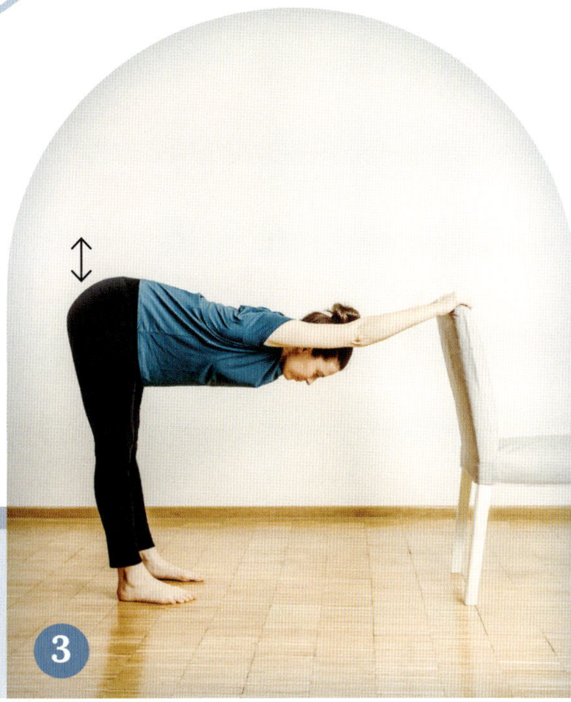

auf der Sitzfläche ablegen kannst. Beuge ausatmend mit gestreckten Armen den Oberkörper zum rechten Bein und setzte die Hände dort ab, wo sie den Stuhl berühren (Abb.). Bleibe 3 Atemzüge in dieser Vorbeuge und wdh. 3x, indem du einatmend den Oberkörper und die Arme nach oben streckst und ausatmend wieder in die Vorbeuge kommst. Wdh. die Übung mit dem linken Bein.

3

Stelle dich nun in einen 90-Grad-Winkel mit hüftbreit geöffneten Füßen hinter den Stuhl und lege deine Hände schulterbreit auf der Lehne ab. Länge einatmend deinen Rücken und ziehe dein Becken nach oben. Ausatmend kippst du das Becken nach unten. Ein- und ausatmend bewegst du das Becken dynamisch für 5 Atemzüge (Abb.).

→

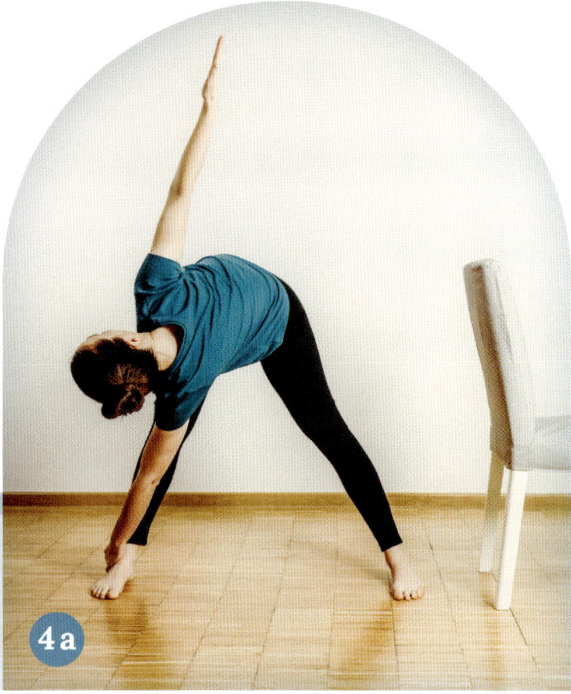

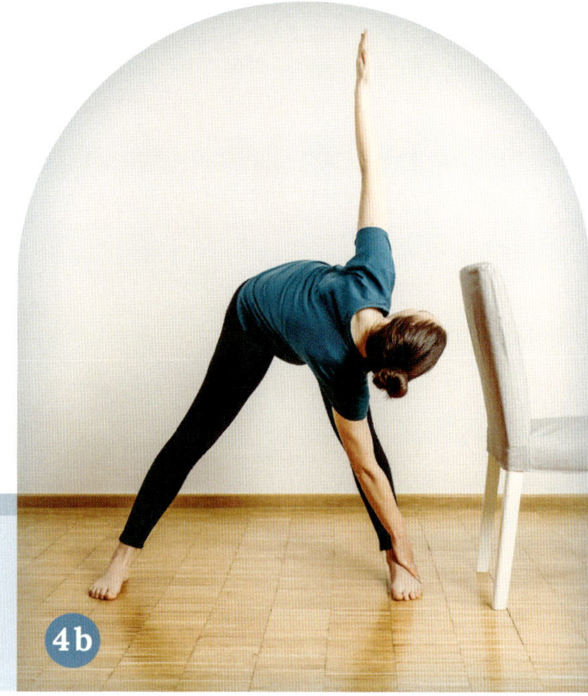

4a

Stelle dich nun mit gegrätschten Beinen in den Raum. Lege einatmend deine Hände in die Taille und blicke nach oben. Beuge ausatmend den Oberkörper vor. Löse die Hände und lege die linke Hand an deinen rechten Unterschenkel (oder ans Fußgelenk). Strecke einatmend die rechte Hand nach rechts oben (Abb.). Blicke zur ausgestreckten Hand und halte die Position für 3 Atemzüge. Löse die Haltung.

4b

Komme über die Mitte zur anderen Seite und lege die rechte Hand an den linken Unterschenkel (oder ans Fußgelenk). Strecke nun die linke Hand nach links oben (Abb.). Blicke zur linken Hand und halte die Position für 3 Atemzüge. Komme zur Mitte zurück und löse die Haltung auf.

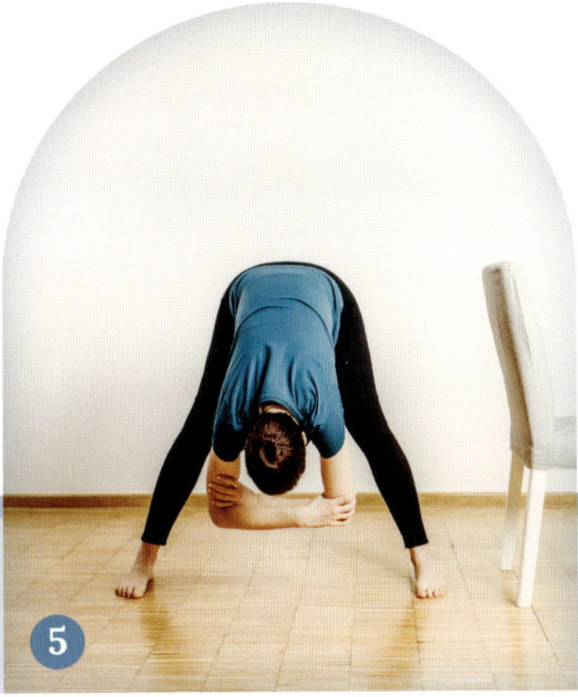
5

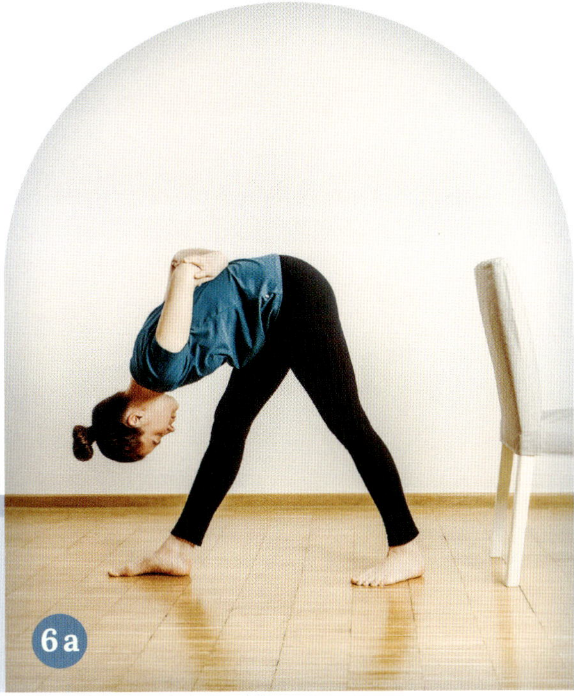
6a

5

Richte dich einatmend wieder auf und lege beide Hände in die Taille. Blicke nach oben und beuge dich ausatmend mit langem Rücken nach vorne und dann nach unten. Löse einatmend die Hände und greife mit beiden Händen deine Ellbogen. Sinke mit dem Oberkörper noch tiefer nach unten und blicke zur Nase. Schwinge deine Ellbogen nach vorne und hinten und bleibe in dieser Bewegung für 3 Atemzüge (Abb.). Lege einatmend die Hände wieder in die Taille und richte dich auf.

6a

Drehe einatmend den rechten Fuß um 90 Grad nach rechts auf und den linken Fuß um 45 Grad nach innen. Fasse deine Unterarme mit beiden Händen hinter dem Rücken (bei hoher Beweglichkeit kannst du die Ellbogen fassen), beuge dich ausatmend über dein rechtes gestrecktes Bein und blicke zur Nase. Dein Kinn zieht zum Brustbein. Halte die Position für 3 Atemzüge (Abb.).

→

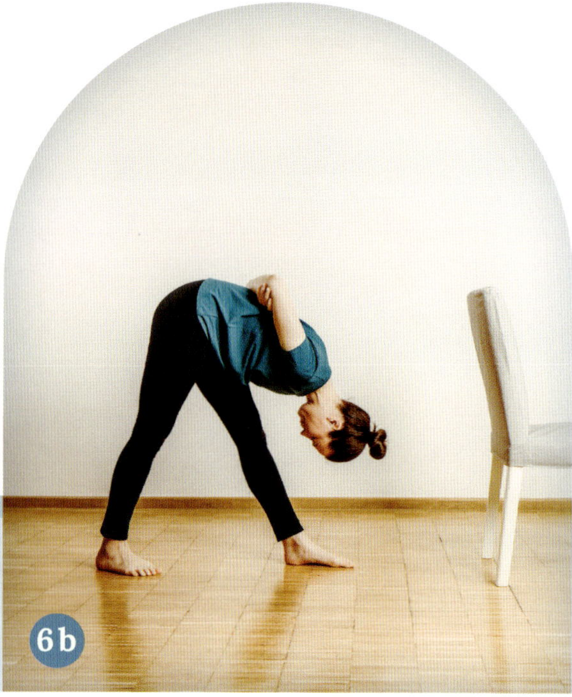

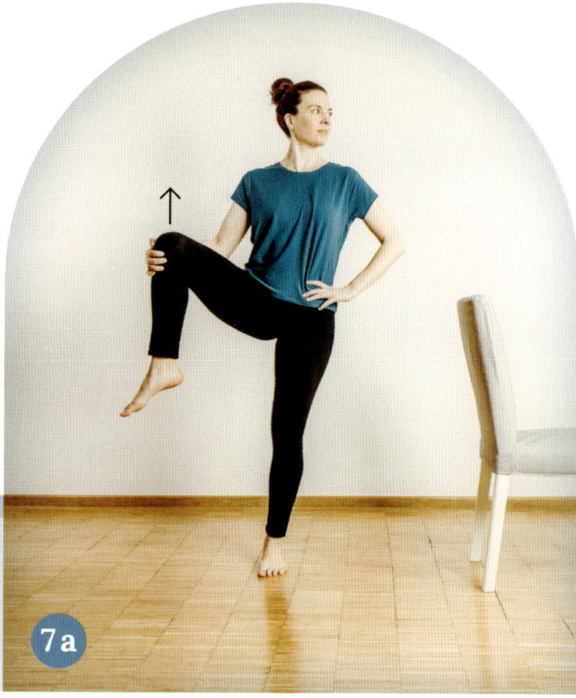

6b

Richte dich einatmend auf und halte den Atem an. Drehe deine Füße und den gesamten Körper nach links und beuge deinen Oberkörper ausatmend über dein linkes gestrecktes Bein. Blicke zur Nase und ziehe dein Kinn in Richtung Brustkorb (Abb.). Halte die Position 3 Atemzüge und richte dich einatmend wieder auf.

7a

Stelle dich stabil auf und ziehe einatmend mit beiden Händen dein rechtes Knie soweit du kannst nach oben, bleibe in dieser Haltung für 3 Atemzüge. Löse ausatmend deine linke Hand und lege sie in die linke Taillenseite. Bewege dein gebeugtes Knie nach rechts und schaue für 3 Atemzüge nach links (Abb.).

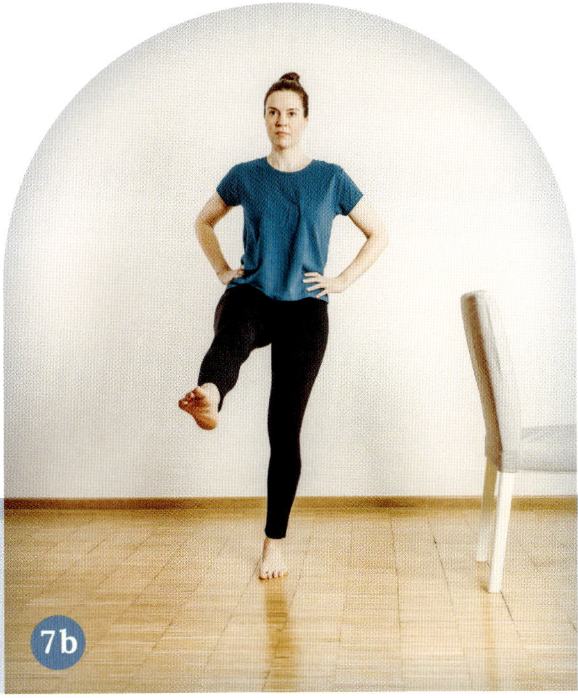

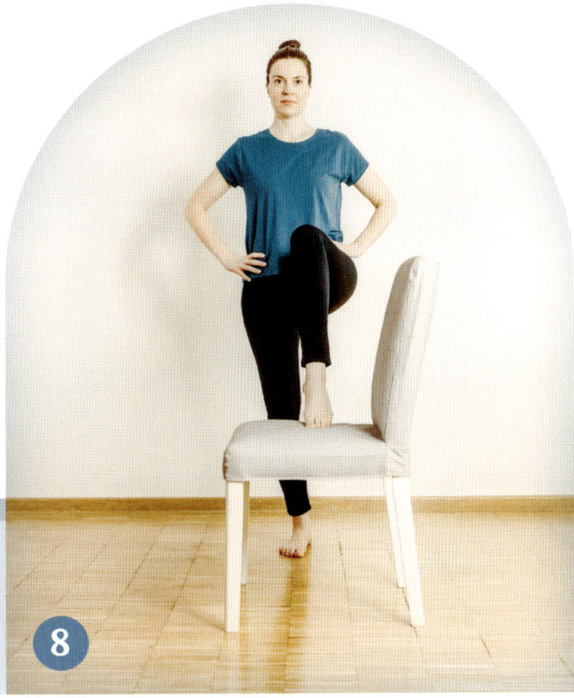

7b

Ziehe einatmend das Knie wieder zur Mitte und strecke ausatmend das rechte Bein nach vorne aus. Halte mit beiden Händen den Oberschenkel oder lege die Hände in die Taille (Abb.). Halte die Position für 3 Atemzüge und löse sie dann auf. Wdh. die Übung mit dem linken Bein.

8

Stelle dich seitlich vor deinen Stuhl und lege deine Hände in die Taille. Hebe einatmend den linken Fuß an und tritt auf die Sitzfläche, wobei du deine rechte Ferse gegebenenfalls anhebst (Abb.). Stelle ausatmend den linken Fuß zurück auf den Boden und hebe den rechten Fuß an, um die Bewegung zu wdh. Tritt abwechselnd und dynamisch für 10 Atemzüge mit den Füßen auf die Sitzfläche. Schaue dabei geradeaus.

→

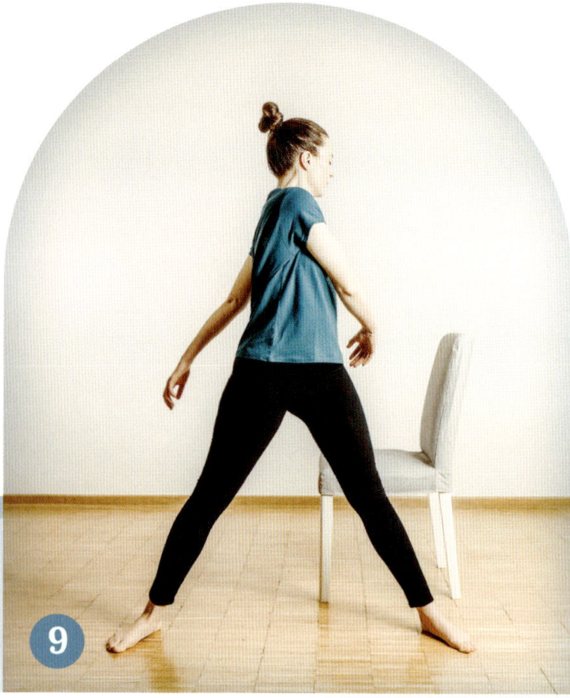

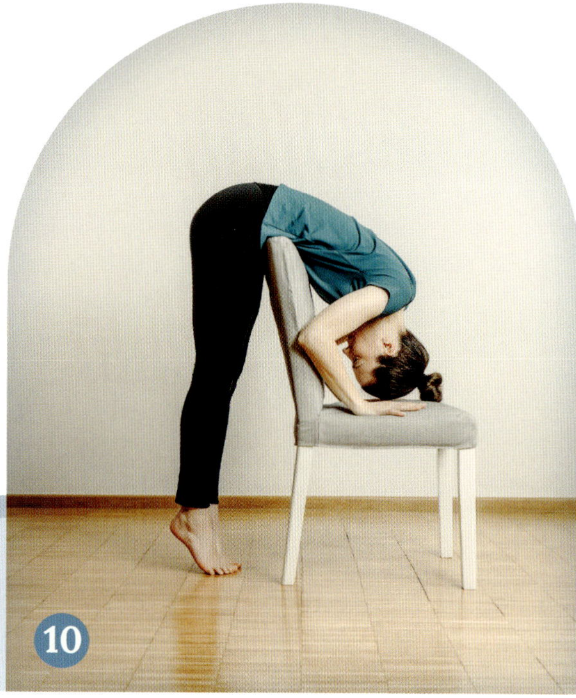

9

Stelle dich in einiger Entfernung vom Stuhl gegrätscht auf. Schwinge ein- und ausatmend für 3 Atemzüge die Arme und den Oberkörper locker von rechts nach links. Schließe dabei die Augen (Abb.).

10

Stelle dich wieder nah an die Stuhllehne und hebe einatmend die Fersen und Arme nach oben. Beuge ausatmend den Oberkörper über die Lehne nach unten und blicke zur Nase. Setze deine Hände und deinen Scheitel auf der Sitzfläche ab (Abb.). Richte dich einatmend auf und setze die Fersen ab, dabei streckst du deine Arme seitwärts auf Schulterhöhe aus. Kreise mit den gestreckten Armen für 3 Atemzüge rück- und vorwärts. Im Anschluss löst du die Haltung auf und schüttelst Arme und Beine kräftig aus.

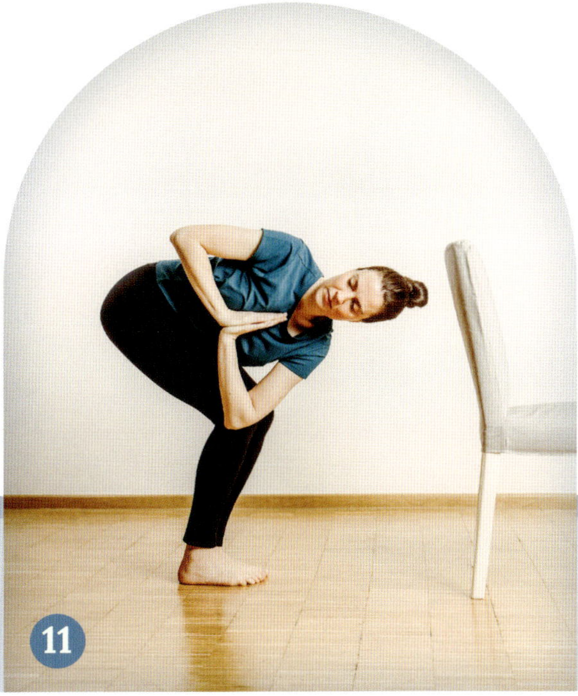

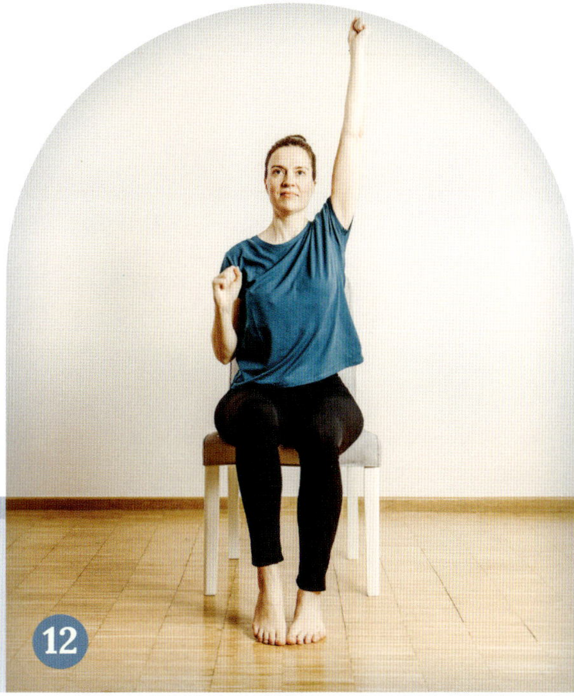

11

Lege deine Hände schulterbreit auf die Lehne und stelle die Füße nah zueinander. Einatmend richtest du die Wirbelsäule auf und beugst ausatmend deine Knie. Lege nun die Handflächen aneinander, dabei beugst du deine Ellbogen. Ziehe ausatmend beide Arme nach rechts und schaue dabei zur Nase. Halte die Position für 3 Atemzüge (Abb.). Führe einatmend die Arme nach oben und ausatmend nach links, wobei dein Blick wieder zur Nase gerichtet ist. Halte die Position für 3 Atemzüge.

12

Löse die Haltung auf und setze dich auf den Stuhl. Balle deine Hände zu Fäusten und boxe 3 Atemzüge lang mit abwechselnd gestreckten Armen nach oben, gleichzeitig trittst du mit den Füßen abwechselnd auf den Boden (Abb.). Löse die Haltung auf und rücke nah an die Stuhlkante.

→

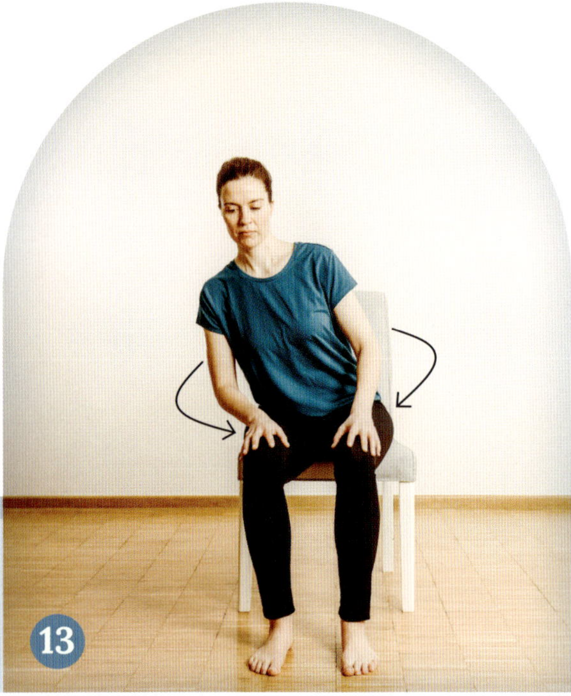

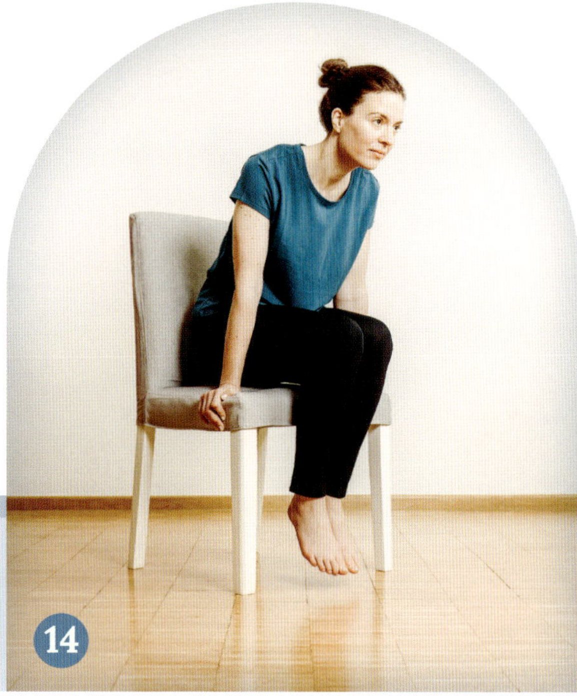

13

Richte deine Wirbelsäule auf und lege deine Hände entspannt auf den Oberschenkeln ab. Bewege den Oberkörper in einem Halbkreis einatmend über rechts nach hinten und ausatmend über links nach vorne. Wdh. 3x und wechsele die Richtung einatmend über links nach hinten und ausatmend über rechts nach vorne (Abb.); 3x wdh. Löse die Haltung auf.

14

Rücke nach hinten zur Stuhllehne und presse die Oberschenkel fest zusammen. Stütze dich mit den Handballen seitlich an den Stuhlrändern ab. Hebe einatmend die Hüfte, blicke geradeaus und halte die Position für ein tiefes Ein- und Ausatmen (Abb.). Setze dich im Anschluss wieder auf dem Stuhl ab.

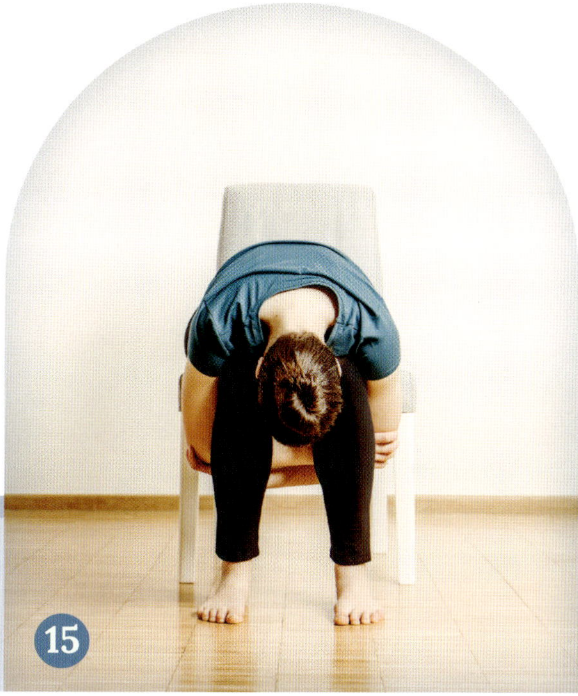

15

Stelle deine Füße hüftbreit auf und strecke deine Arme einatmend nach oben. Beuge dich ausatmend vor und fasse für 3 Atemzüge hinter den Beinen deine Ellbogen. Dabei schließt du deine Augen (Abb.). Richte dich einatmend auf und öffne deine Augen. Strecke deine Beine aus und lasse deine Arme seitwärts baumeln. Kneife 3x hintereinander deine Augen fest zusammen und spanne dabei deine gesamte Gesichtsmuskulatur an. Dann schließe die Augen sanft und bewege den Unterkiefer für 3 Atemzüge von einem zum anderen Ohr. Ruhe für 3 Min. in dieser Haltung und richte dich in einen bequemen Sitz auf.

16

Beende den Flow mit der Sitali-/Sitkari-Atmung (→ S. 10).

DETOX FLOW

Reinige dich durch Drehbewegungen

ca. 14 Minuten (ohne Pranayama)

Passende Mudra: Surya Mudra (S. 127)

https://more4u.online/uJX

Dein ***Detox-Flow-Mantra:***
Heute gehe ich federleicht durchs Leben.

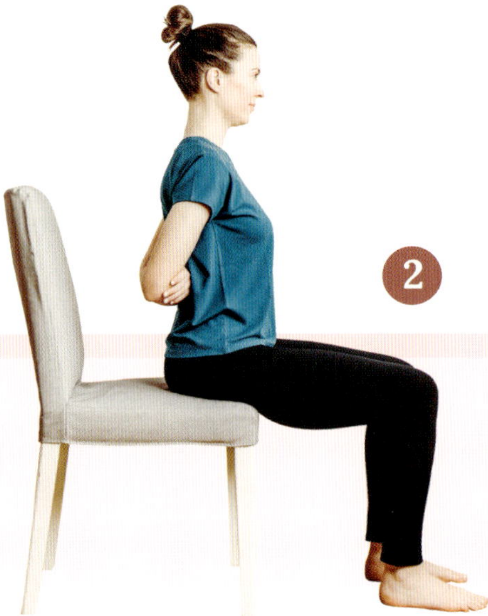

GOOD TO KNOW
Drehbewegungen erst nach rechts und dann nach links starten den Detox-Prozess.

1

Setze dich nah an die Stuhlkante und stelle die Füße hüftbreit auf. Hebe einatmend die Arme entspannt nach oben und strecke dabei deine Wirbelsäule. Ausatmend bewegst du kreisend deine Handgelenke, halte deine Finger dabei locker. Setze die Bewegung für 3 Atemzüge fort.

2

Senke ausatmend beide Arme nach hinten zum Rücken und greife einatmend deine Ellbogen (Abb.).

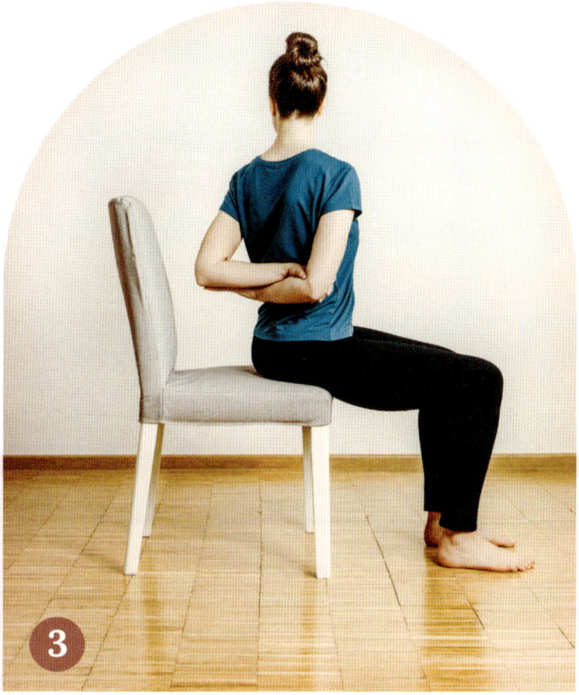

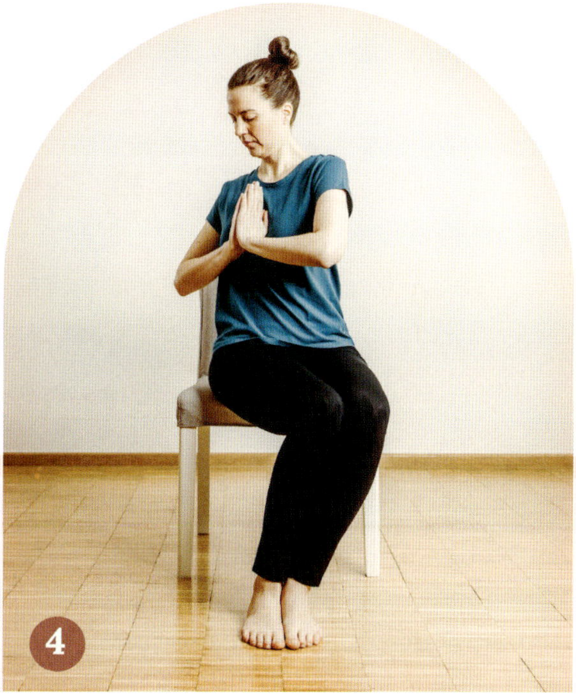

3

Ausatmend wendest du Kopf und Oberkörper nach rechts und einatmend zur Mitte zurück. Ausatmend wendest du dich in dieser Haltung nach links (Abb.) und einatmend wieder zurück zur Mitte. Wdh. die Bewegung für 5 Atemzüge und löse im Anschluss die Hände von den Ellbogen.

4

Einatmend stellst du die Füße zueinander und legst die Handflächen auf Brusthöhe zusammen. Wende ausatmend den Kopf, die Hände und den Oberkörper nach rechts und die Knie nach links und blicke dabei zu den Händen (Abb.). Einatmend bewegst du dich zur Mitte zurück und ausatmend in derselben Haltung nach links. Komme einatmend zur Mitte zurück und wdh. die Bewegung für 5 Atemzüge. Löse die Haltung auf. →

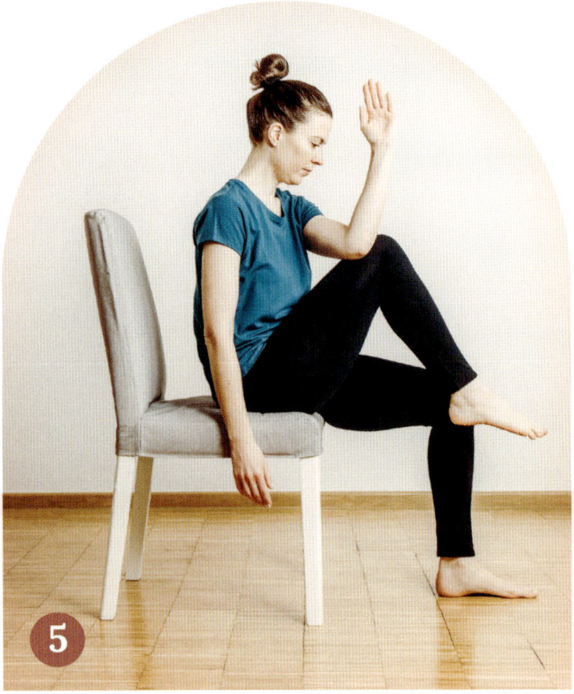

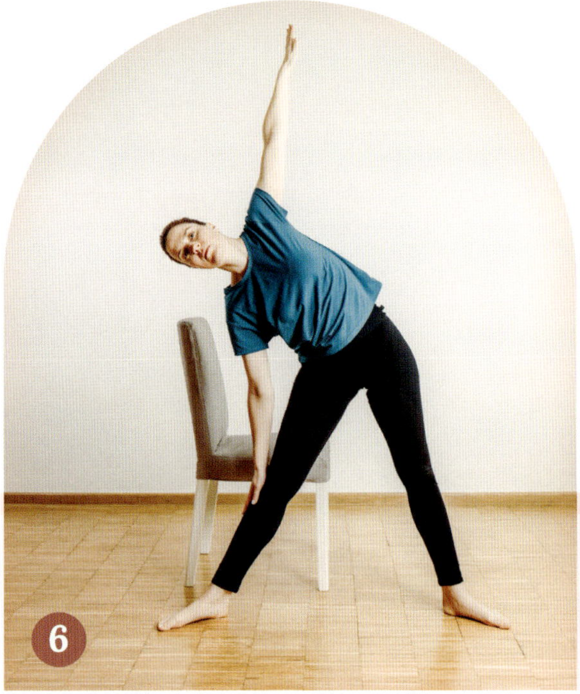

5

Ziehe einatmend dein rechtes Knie nach oben und berühre mit dem linken Ellbogen das rechte Knie, wobei du deinen Oberkörper etwas vorbeugst (Abb.). Ausatmend löst du die Haltung und wdh. die Bewegung mit dem linken Knie und rechten Ellbogen. Wdh. die Übung dynamisch für die nächsten 5 Atemzüge mit abwechselnden Seiten. Schüttele im Anschluss Beine und Arme kräftig aus und komme in den Stand.

6

Stelle dich gegrätscht auf und strecke einatmend deine Arme auf Schulterhöhe aus. Ziehe ausatmend deine rechte Hand in Richtung rechtem Knie, wobei du deinen Blick geradeaus richtest und den linken Arm nach oben streckst (Abb.). Richte dich einatmend wieder auf und wdh. die Seitbeuge auf der linken Seite. Wechsele für die nächsten 10 Atemzüge jeweils die Seiten. Löse die Haltung auf und schüttele Arme und Beine aus. Komme einatmend zurück in die Grätsche und schwinge für 10 Atemzüge mit geschlossenen Augen Arme und Oberkörper von rechts nach links. Komme zur Mitte zurück.

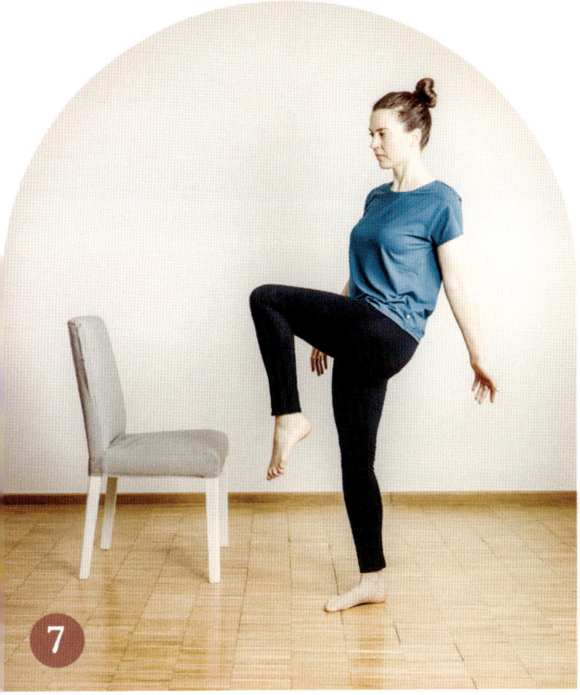

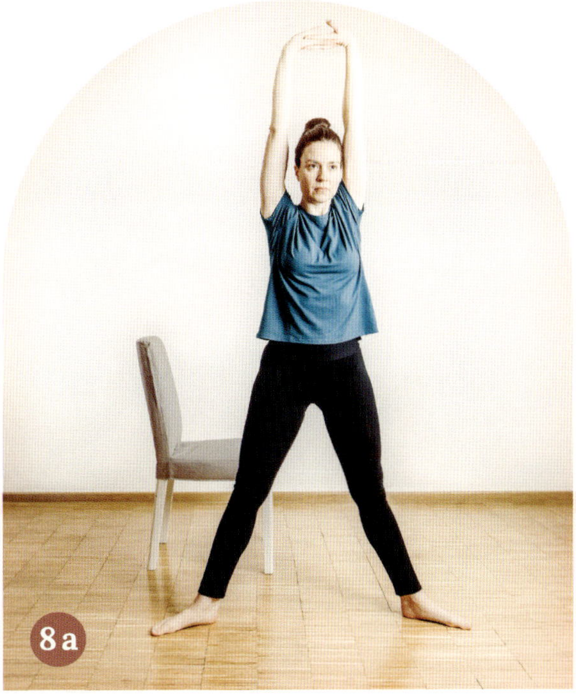

7

Ziehe einatmend dein gebeugtes linkes Knie locker zur rechten Seite, wobei du geradeaus schaust (Abb.). Ausatmend stellst du den linken Fuß zurück und wdh. die Bewegung mit dem rechten gebeugten Knie. Wdh. die Übung fließend und entspannt abwechselnd zu beiden Seiten für die nächsten 10 Atemzüge und löse sie im Anschluss auf.

8a

Verschränke deine Finger und strecke einatmend die Arme nach oben (Abb.). Bleibe für die nächsten 3 Atemzüge gestreckt in der Haltung und beuge dann ausatmend deinen Oberkörper nach unten.

→

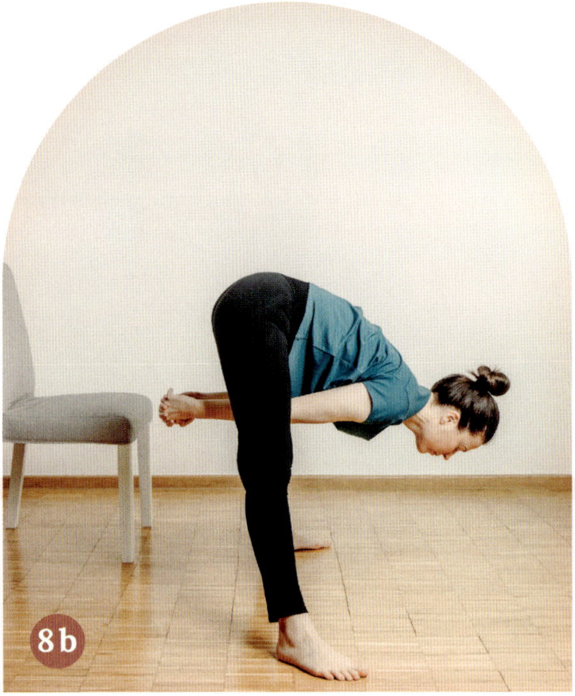

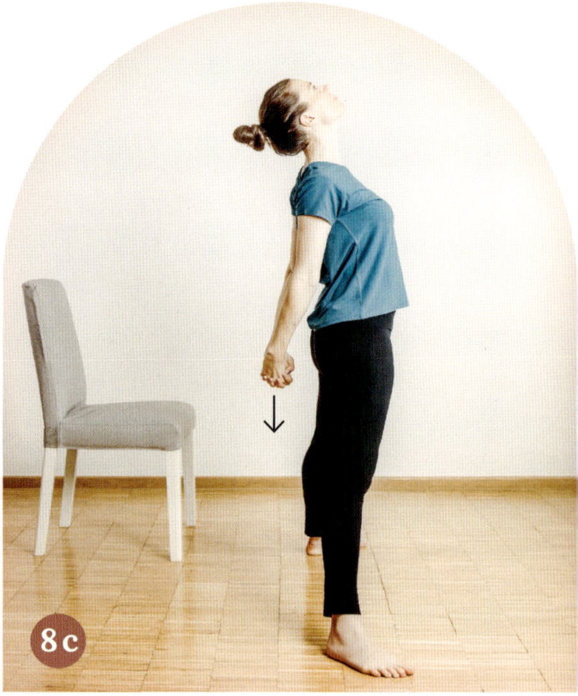

8b

Ziehe dein Kinn in Richtung Brust und deine gestreckten Arme durch die Grätsche, dabei schließt du die Augen (Abb.). Bleibe für 3 Atemzüge in dieser Vorbeuge.

8c

Richte dich einatmend wieder auf und strecke deine verschränkten Hände nach oben. Löse ausatmend die Haltung, senke die Arme über die Körperseiten nach hinten zum Rücken und verschränke die Hände. Einatmend ziehst du deine Hände in Richtung Boden, wobei du den Kopf in den Nacken legst (Abb.). Ausatmend richtest du den Kopf wieder auf und wdh. die Bewegung 3x. Im Anschluss lockerst du Arme und Beine.

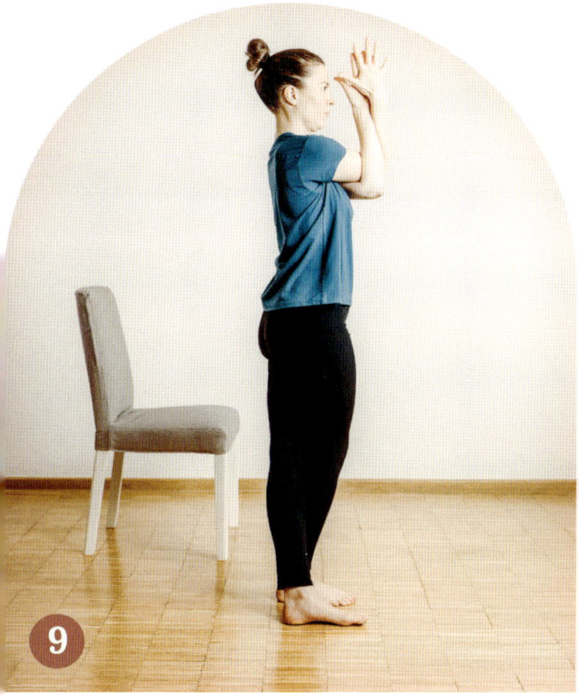

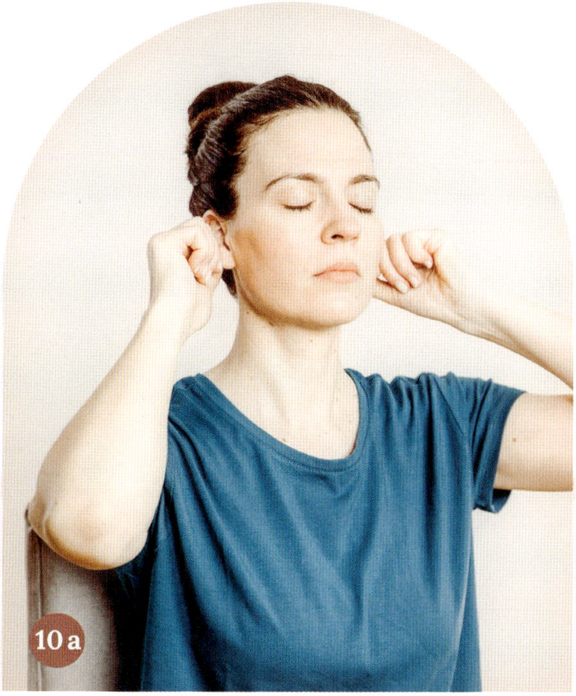

9

Stelle einatmend den rechten Fuß neben dem linken Fuß auf, wobei das rechte Knie das linke überkreuzt. Überkreuze mit dem rechten Ellbogen den linken und lege die Hände mit gespreizten Fingern aneinander (Abb.). Drücke ausatmend die überkreuzten Knie und Ellbogen kräftig gegeneinander. Einatmend presst du deine Augen fest zusammen und aktivierst damit deine gesamte Gesichtsmuskulatur. Bleibe für 3 Atemzüge in dieser Haltung und wdh. mit der anderen Seite. Löse die Position im Anschluss auf.

10 a

Lockere Arme und Beine und setze dich auf den Stuhl. Komme in eine bequeme Sitzhaltung. Knete für 10 Atemzüge ein- und ausatmend deine Ohrmuscheln von oben nach unten und schließe dabei deine Augen (Abb.).

→

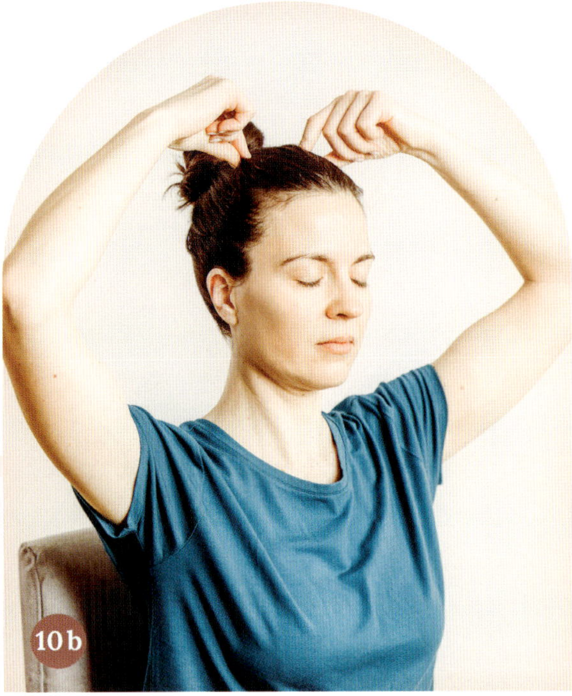

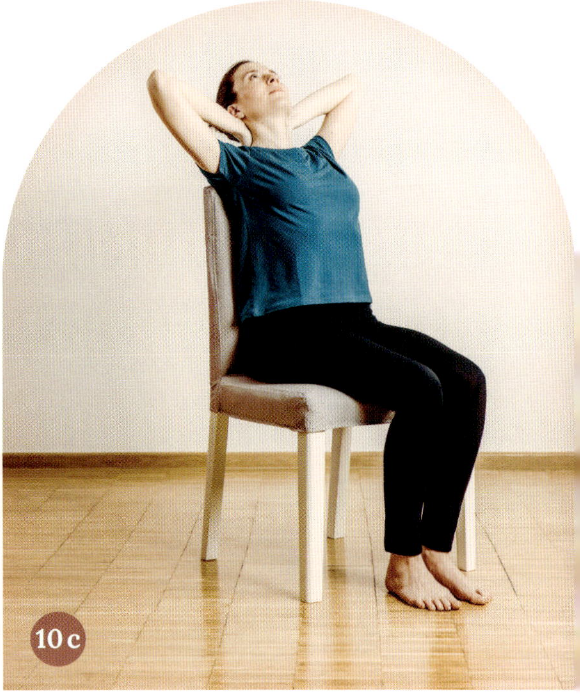

10 b

Dann zupfst du sanft für 5 Atemzüge mit den Fingerspitzen deine Kopfhaut (Abb.). Lockere die Arme und streiche nun behutsam jeden einzelnen Finger aus.

10 c

Lege im Anschluss deinen Nacken in deine verschränkten Hände. Blicke 3 Atemzüge lang nach oben (Abb.). Im Anschluss streichst du für 5 Atemzüge deinen Nacken mit beiden Händen von oben nach unten aus und löst die Haltung auf.

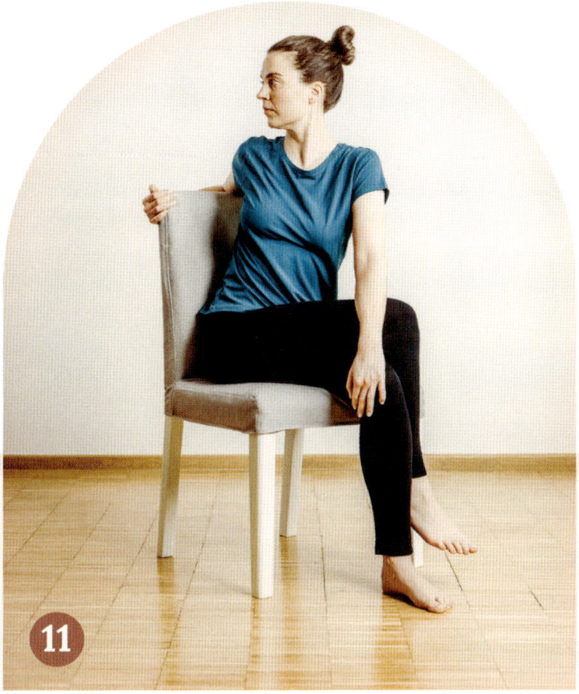

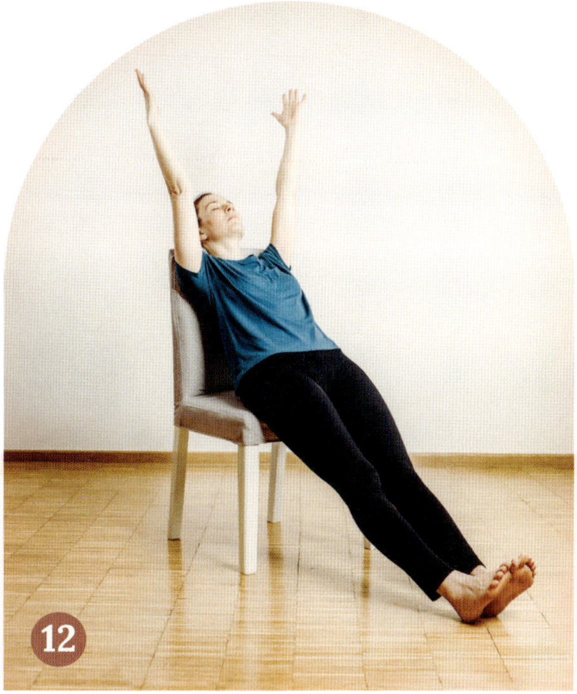

11

Lege einatmend dein rechtes gebeugtes Knie über dein linkes Knie und wende den Oberkörper nach rechts. Halte dich mit der linken Hand am linken Knie fest und mit der rechten Hand seitlich an der Stuhllehne. Bleibe für 3 Atemzüge in dieser Haltung (Abb.) und wdh. die Übung auf der linken Seite. Löse die Haltung auf.

12

Lehne dich einatmend mit dem Oberkörper bequem nach hinten und atme tief und geräuschvoll aus dem Mund aus. Schiebe deine Fersen nach vorne, dabei streckst du deine Beine. Lege deine Hände um den Bauchnabel ab und schließe deine Augen. Ziehe für 3 Atemzüge mit geschlossenem Mund deinen Unterkiefer mehrmals hin und her. Atme durch die Nase ein und geräuschvoll mit vibrierenden Lippen wieder aus. Entspanne für 3 Min. in dieser Haltung und richte dich dann langsam wieder auf. Strecke deine Arme für ein tiefes Ein- und Ausatmen nach oben und schüttele sie aus (Abb.). Streiche jeden deiner Finger aus und schüttele sie danach kräftig aus.

13

Beende den Flow mit der Sitali-/Sitkari-Atmung (→ S. 10).

PRANA FLOW

Lasse deinen Lebensfunken leuchten

ca. 14 Minuten (ohne Pranayama)

Passende Mudra: Prana Mudra (S. 127)

https://more4u.online/TCG

Dein
Prana-Flow-Mantra:
Ich steigere mein Prana mit jedem Atemzug.

GOOD TO KNOW

Im Yoga ist Prana „Alles". Prana ist die allumfassende Energie und lässt uns atmen.

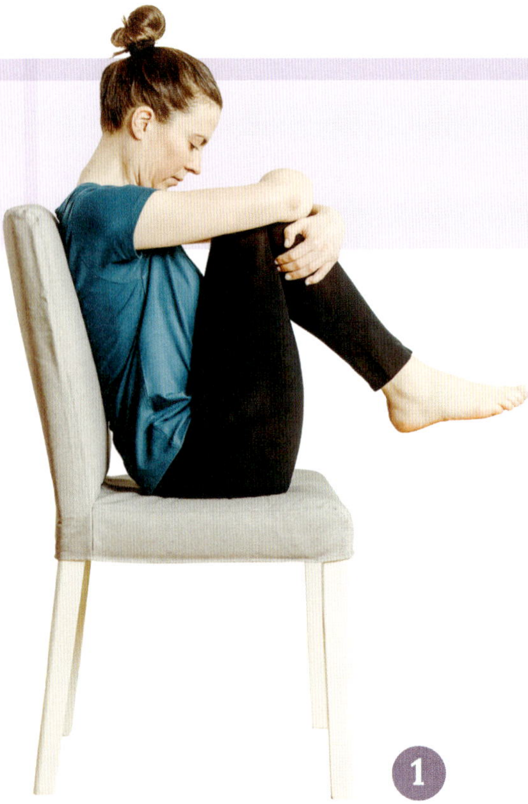

1

1

Setze dich auf den Stuhl und ziehe einatmend deine Knie zur Brust, sodass du sie umarmen kannst. Lehne dich dabei bequem zurück. Beuge ausatmend deinen Kopf sanft nach unten und bleibe für 3 Atemzüge in der Position, dabei blickst du zur Nase (Abb.). Löse die Haltung einatmend auf und rücke ausatmend vor zur Stuhlkante. Strecke deine Wirbelsäule mit dem nächsten Einatmen, dabei

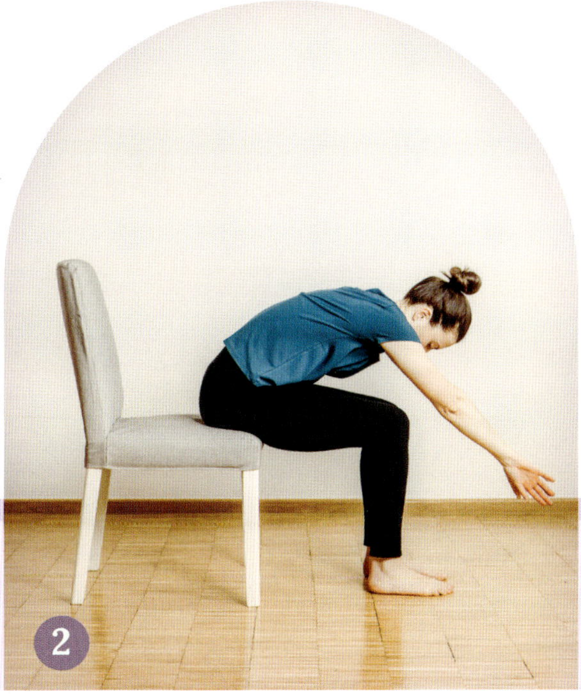

schließt du die Augen und legst die Hände um den Bauchnabel. Ausatmend ziehst du deinen Nabel nach innen und einatmend entspannst du deinen Bauch. Bleibe für 10 Atemzüge in dieser Haltung und kontrolliere mit deinen Händen die Bauchbewegung. Löse die Atemübung auf.

2

Blicke einatmend zur Stirn und öffne deine Arme seitwärts, dabei hebt sich dein Brustkorb. Ausatmend blickst du zur Nase und beugst den Oberkörper nach vorne unten, dabei berühren sich deine Handrücken (Abb.). Richte dich einatmend wieder auf, öffne die Arme seitlich und blicke zur Stirn. Wdh. den Bewegungsablauf 5x.

→

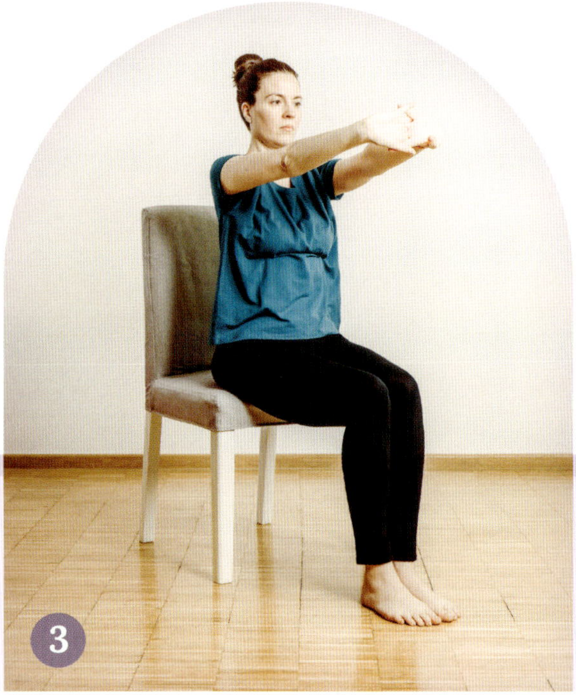

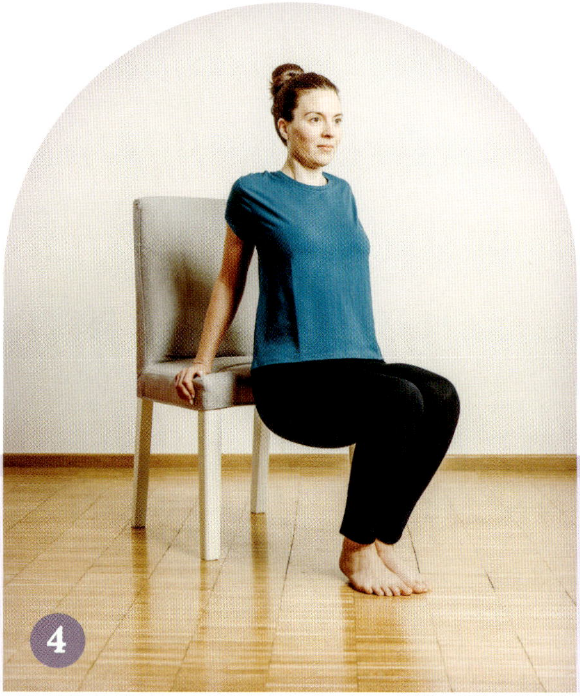

3

Richte dich wieder auf, stelle deine Füße eng zueinander und strecke einatmend deine Arme mit verschränkten Fingern nach vorne, dabei schaust du auf deine Handrücken (Abb.).

4

Ausatmend löst du die Hände und greifst rechts und links zur Stuhlkante. Hebe einatmend deine Hüfte leicht an und schiebe deine Knie weit nach vorne, wobei du dein Becken etwas senkst und deine Ellbogen beugst (Abb.). Setze dich ausatmend zurück und wdh. die Übung 5x, bevor du sie auflöst.

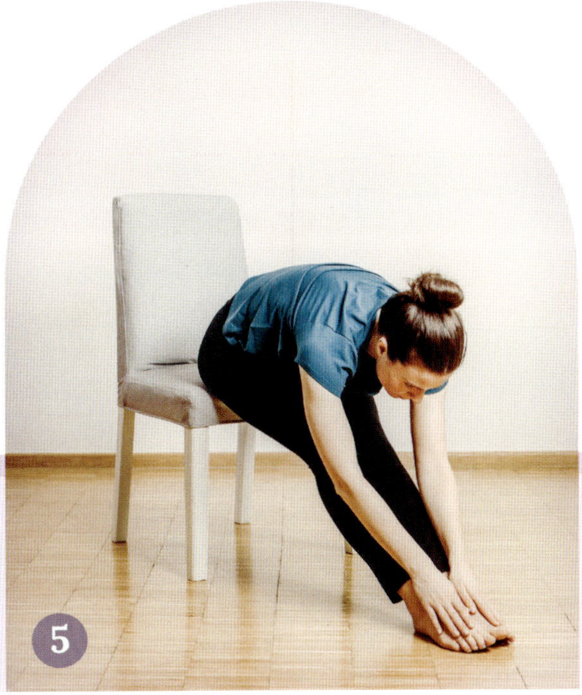

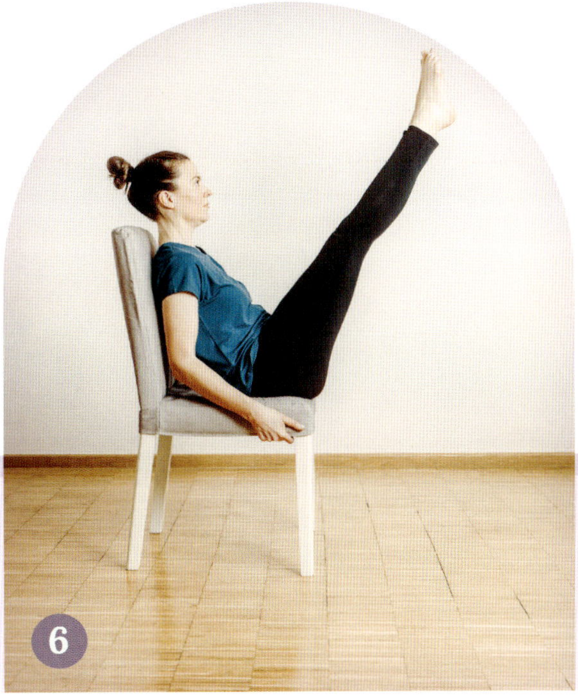

5

Schiebe einatmend deine geschlossenen Fersen nach vorne und strecke deine Arme nach oben. Ausatmend beugst du deinen Oberkörper nach unten und setzt die Hände dort ab, wo sie auftreffen. Halte dich nun mit den Händen an den Beinen fest und hebe einatmend deinen Kopf, wobei du zur Stirn blickst (Abb.). Beuge ausatmend den Kopf nach unten und blicke zur Nase; 3x wdh.

6

Einatmend richtest du dich auf und lehnst den Oberkörper nach hinten. Hebe einatmend deine gestreckten Beine soweit es dir möglich ist nach oben, wobei du mit den Händen rechts und links an die Stuhlkante greifst (Abb.). Ausatmend löst du die Haltung und wdh. die Übung 3x.

→

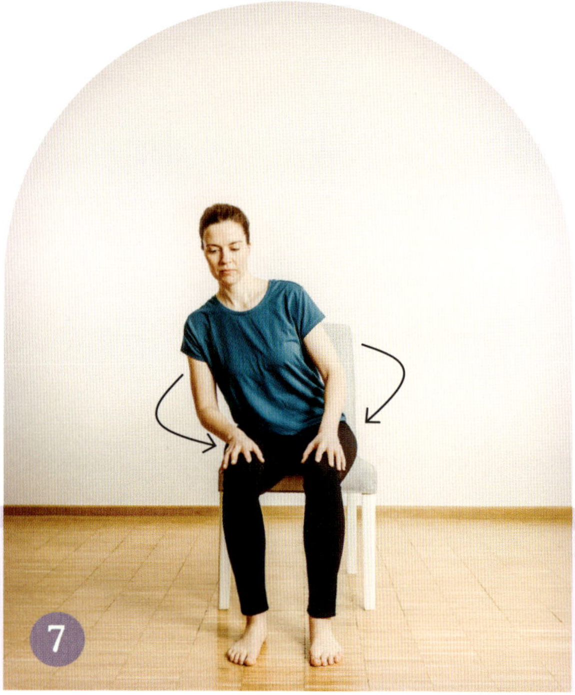

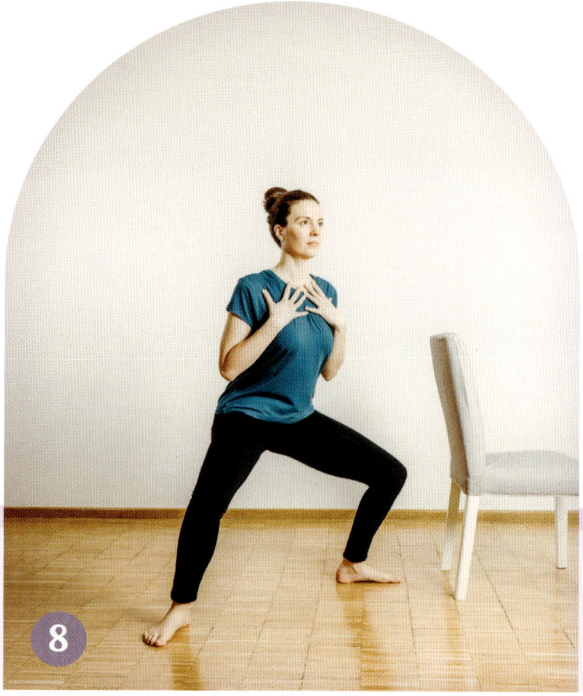

7

Stelle die Füße wieder hüftbreit auf und richte den Oberkörper auf. Kreise mit dem Oberkörper über rechts nach vorne, dann über links nach hinten. Wdh. die Bewegung 2x rechts und 3x links (Abb.). Im Anschluss kommst du in den Stand und stellst dich hinter den Stuhl.

8

Stelle dich gegrätscht auf und lege die Hände auf die Lehne, dabei ist deine Wirbelsäule aufgerichtet. Ausatmend beugst du deine Knie, einatmend streckst du deine Beine. Wdh. die Bewegung 3x und bleibe im Anschluss in der Hocke. Löse die Hände von der Lehne und lege sie auf Höhe des Brustkorbs zusammen (Abb.). Bleibe 3 Atemzüge in der Position, bevor du sie löst und Beine und Arme kurz auflockerst.

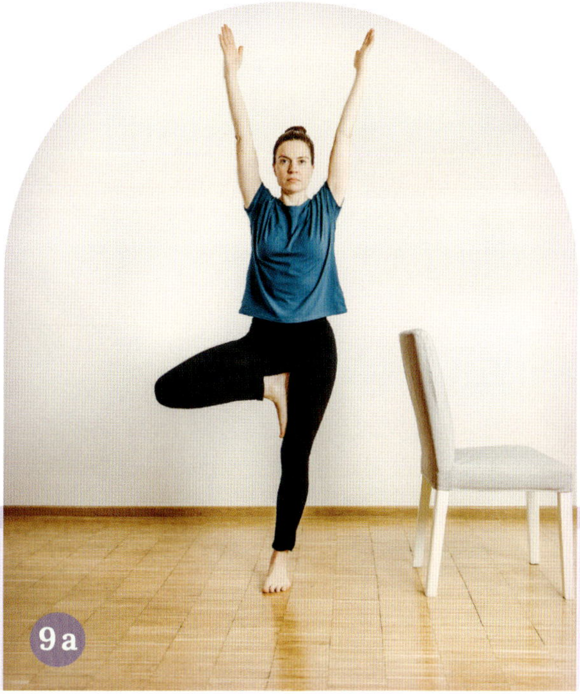

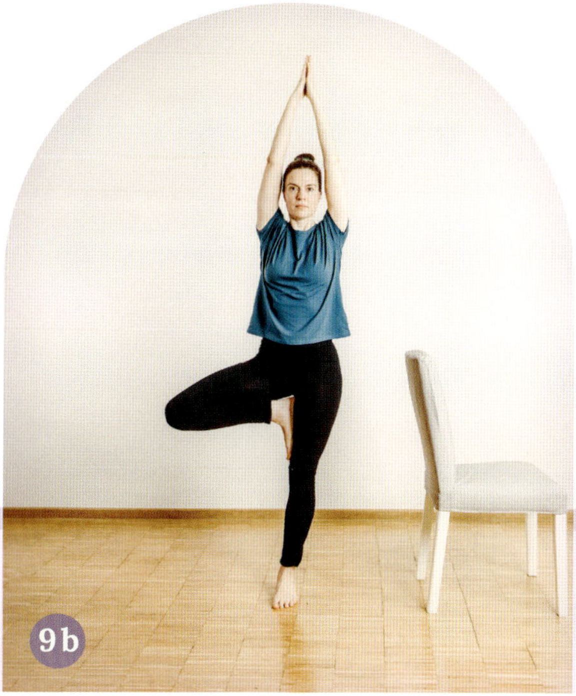

9a

Komme in einen stabilen Stand und hebe dein rechtes Knie. Fasse mit der rechten Hand dein rechtes Fußgelenk und lege den Fuß innen am linken Oberschenkel ab (Abb.). Greife mit den Händen in die Taille oder strecke die Arme nach oben aus …

9b

… und lege die Hände zusammen (Abb.). Blicke geradeaus und bleibe für 3 Atemzüge in der Haltung, wdh. mit dem anderen Bein.

→

TIPP

Falls es dir in dieser Haltung zu wackelig wird, lehne deine rechte Ferse gegen dein linkes Fußgelenk, wobei dein rechter Fußballen auf dem Boden aufsetzt und dein rechtes Knie leicht gebeugt nach rechts zeigt. Strecke in dieser Position deine Arme nach oben und lege die Hände zusammen. Schaue geradeaus und fixiere einen Punkt.

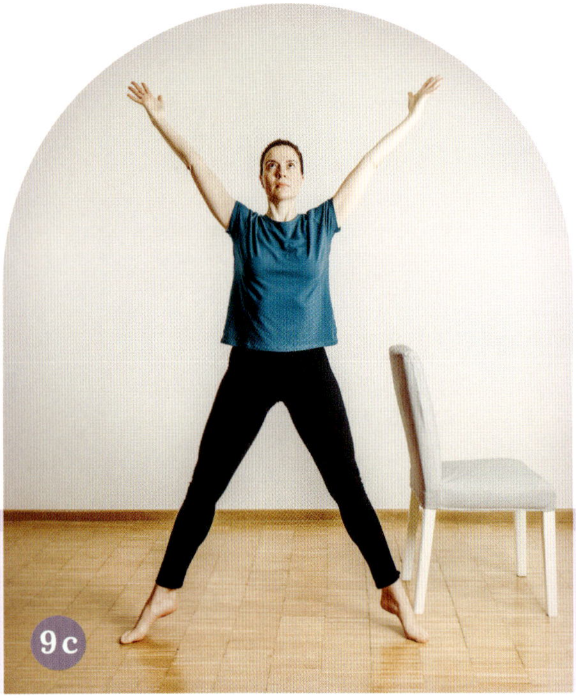

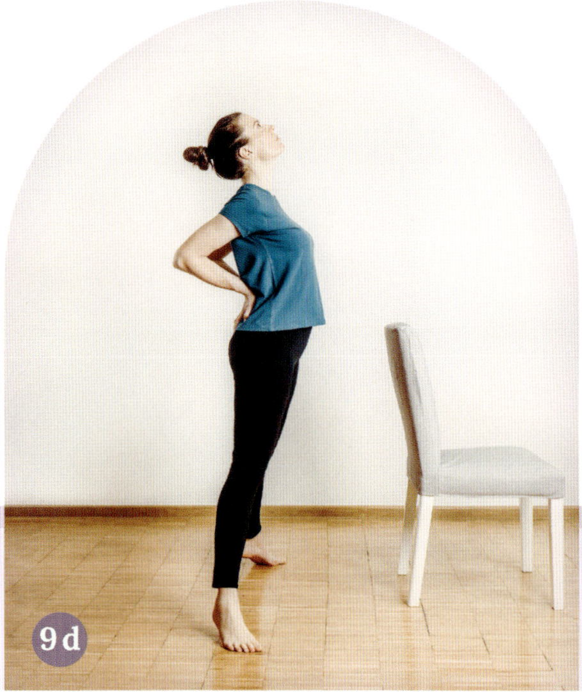

9c

Löse die Haltung auf und stelle dich gegrätscht auf. Strecke deine Arme einatmend in V-Form nach oben und hebe die Fersen an. Spreize kräftig deine Finger und blicke nach oben (Abb.). Wdh. die Streckung 3x.

9d

Lege dann ausatmend deine Handflächen am unteren Rücken ab. Einatmend beugst du dich mit dem Oberkörper leicht nach hinten und schaust zur Stirn (Abb.). Ausatmend löst du die Haltung; 5x wdh.

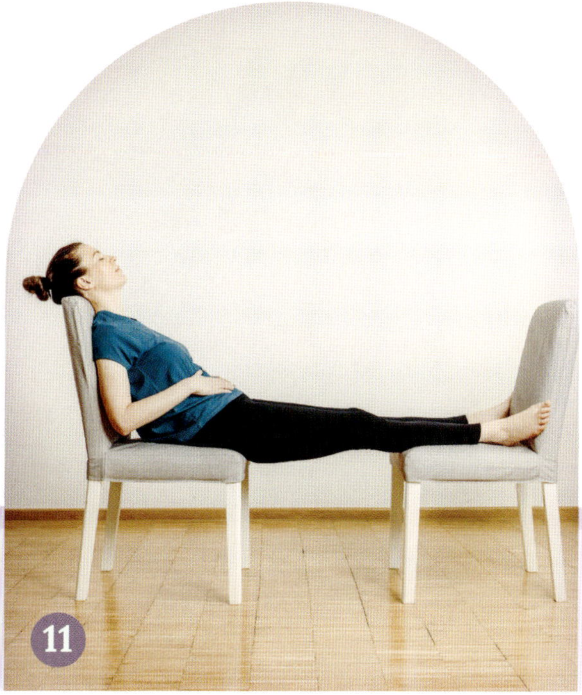

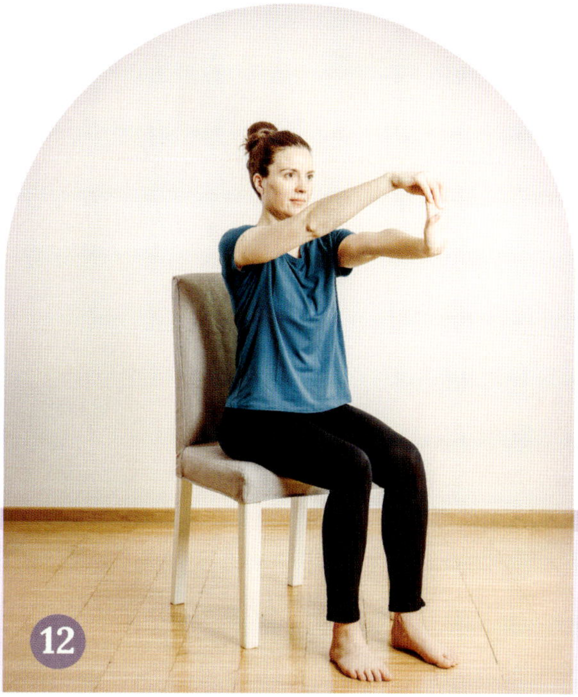

10

Setze dich zurück auf den Stuhl und richte deine Wirbelsäule auf. Lege deine Hände wieder um den Bauchnabel ab und schließe deine Augen. Einatmend entspannst du den Bauch und ausatmend ziehst du den Nabel nach innen. Bleibe für 10 Atemzüge in dieser Übung.

11

Ziehe einen zweiten Stuhl heran und lege deine Beine auf der Sitzfläche ab. Die Füße fallen seitwärts auseinander. Lehne dich bequem nach hinten und lasse deine Arme locker nach unten baumeln. Du kannst sie aber auch entspannt auf den Bauch legen (Abb.). Schließe deine Augen und ruhe dich für 3 Min. aus, dabei versuchst du durch die Nase ein- und auszuatmen.

12

Richte dich einatmend langsam auf und strecke deine Arme nach vorne, wobei deine Handrücken zu dir gerichtet sind. Ziehe mit der rechten Hand deine Finger der linken Hand zu dir und halte die Dehnung einen Atemzug lang (Abb.). Wdh. mit der anderen Hand und schüttele beide Hände im Anschluss kräftig aus.

13

Beende den Flow mit Nadi Shodana, der Wechselatmung (→ S. 8).

CALMA FLOW

Genieße tiefe Ruhe durch Bewegung und du landest im „Jetzt"

ca. 15 Minuten (ohne Pranayama)

Passende Mudra: Tse Mudra (S. 127)

https://more4u.online/oyq

Dein
calma-Flow-Mantra:
In mir ist Stille, und ich nehme Kontakt zu meinem Herzen auf.

GOOD TO KNOW

Ruhe kann auch aktiv sein. Durch gezielte Bewegungsabläufe wirst du mit der Zeit viel gelassener auf alle Anforderungen reagieren, denn in deiner Ruhe liegt die Kraft!

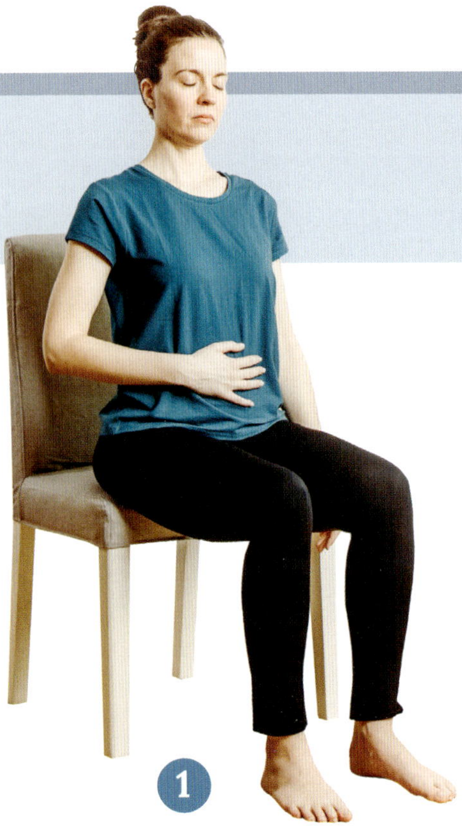

1

1

Setze dich auf den Stuhl und richte einatmend die Wirbelsäule auf. Schließe ausatmend die Augen und lege deine rechte Hand auf den Bauch (Abb.). Einatmend entspannst du deinen Bauch und ausatmend ziehst du deinen Bauchnabel nach innen. Wdh. die Atmung für 10 Atemzüge und lockere danach Arme und Beine kurz auf.

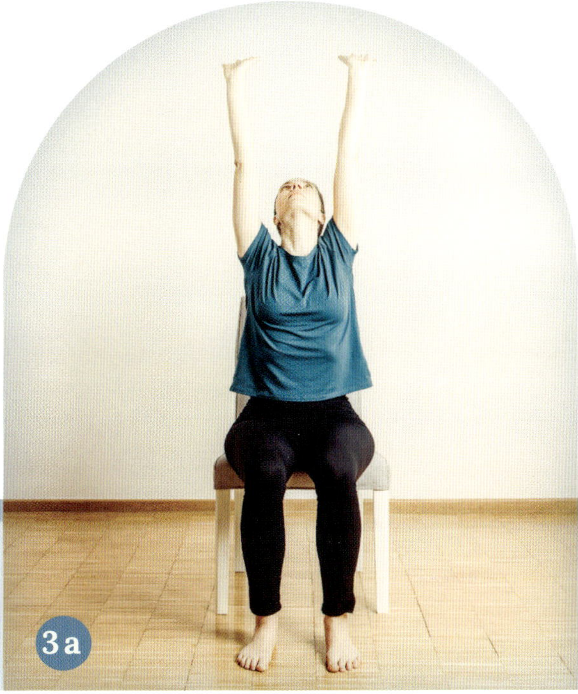

2

Zähle beim nächsten Einatmen gedanklich bis 4 und halte dann den Atem für 1 Sek. an. Atme tief aus und zähle in Gedanken bis 8. Beachte, dass du doppelt so lange ausatmest, wie du einatmest und wdh. für 10 Atemzüge mit dem kurzen Innehalten.

3a

Stelle deine Füße hüftbreit auf und strecke einatmend die Arme in die Höhe, dabei zeigen deine Handflächen nach oben. Atme tief aus. Einatmend schaust du zu deinen Händen und legst den Kopf sanft in den Nacken (Abb.).

→

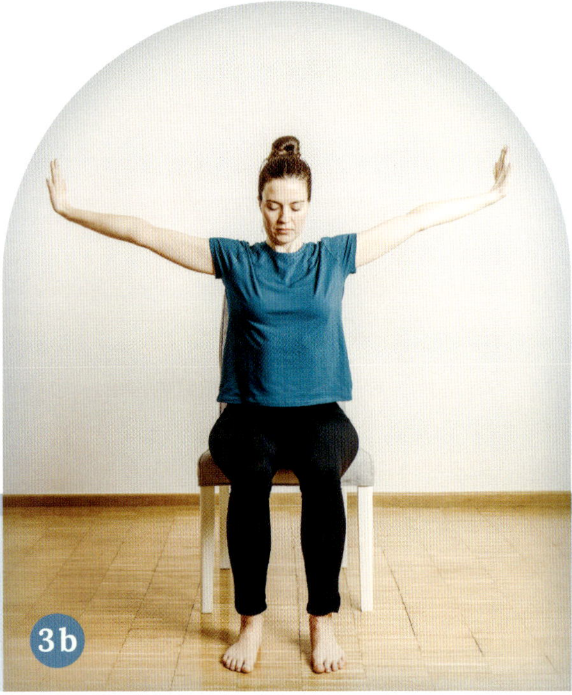

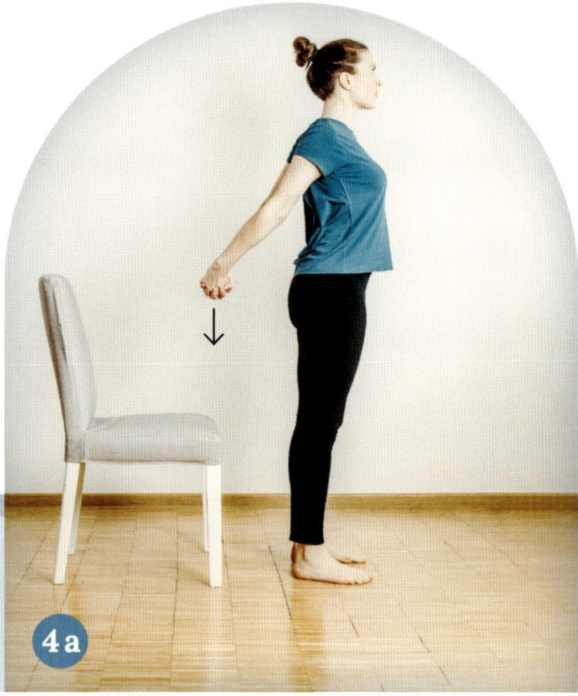

3b

Ausatmend senkst du deine Arme seitwärts auf Schulterhöhe ab, wobei deine Handflächen seitlich ausgerichtet sind und sich dein Kinn in Richtung Brustbein neigt. Schließe die Augen und halte die Position für 5 Atemzüge (Abb.). Einatmend richtest du deinen Kopf wieder auf und führst ausatmend die gestreckten Arme nach hinten, wobei du die Hände verschränkst.

4a

Einatmend kommst du in den Stand und schaust zur Stirn, dabei ziehst du die Arme Richtung Boden (Abb.).

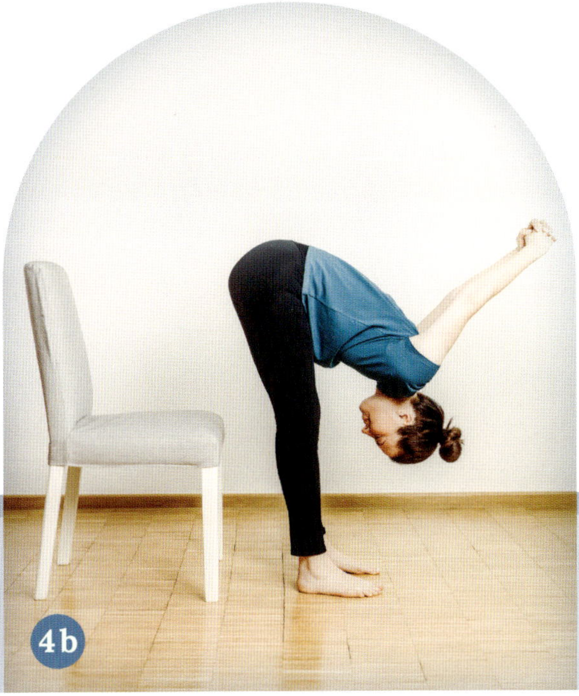

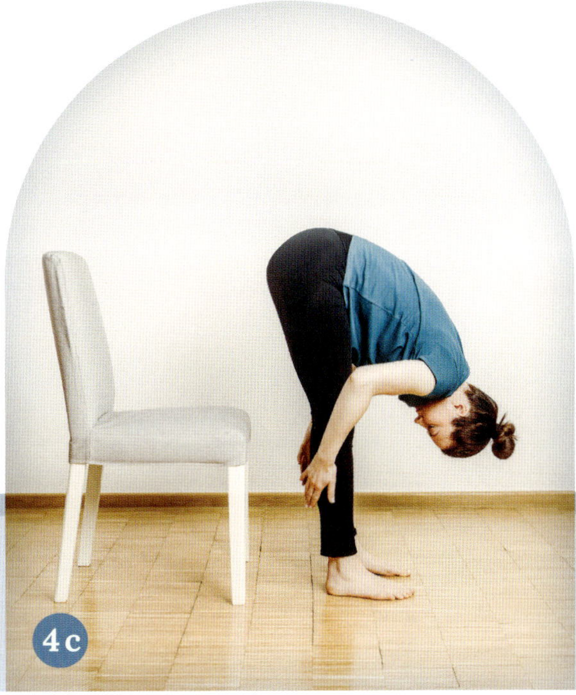

4b

Ausatmend beugst du den Oberkörper nach vorne unten und streckst die Arme mit den verschränkten Händen nach oben (Abb.). Halte die Position für 5 Atemzüge und blicke dabei zur Nase.

4c

Öffne die Hände und lasse die Arme nach unten baumeln. Ein- und ausatmend klopfst du mit den Händen sanft die hintere Beinmuskulatur von den Waden bis zu den Sitzbeinhöckern ab (Abb.), dabei richtest du dich einatmend wieder auf. Ausatmend schüttelst du Beine und Arme aus und klatschst 5x kräftig in die Hände.

→

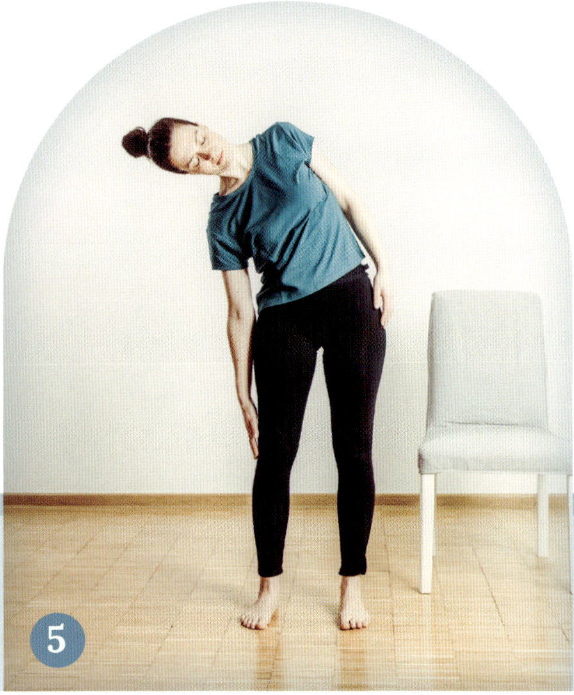

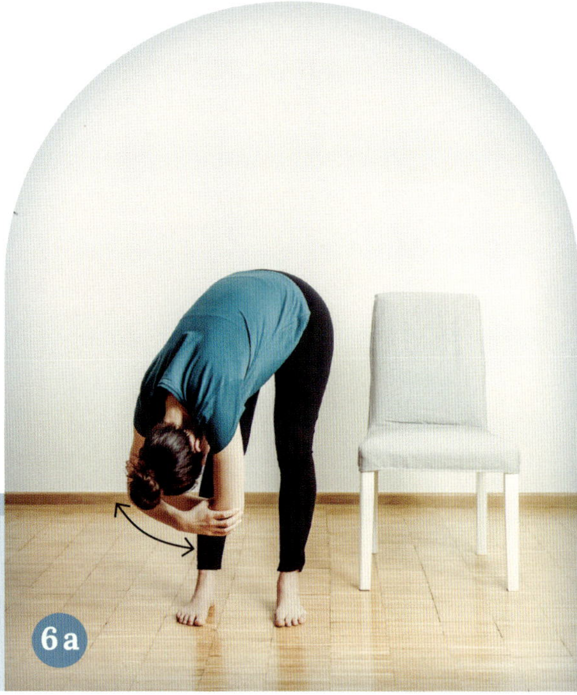

5

Einatmend streckst du deinen rechten Arm nach unten und legst die rechte Hand auf die rechte Körperseite, der linke Arm ist entspannt. Ausatmend schließt du deine Augen und senkst die rechte Hand weiter nach unten (Abb.). Einatmend kommst du wieder nach oben, wdh. ausatmend die Bewegung auf der linken Seite. Wdh. die Übung 3x abwechselnd pro Seite.

6a

Strecke einatmend deine Arme V-förmig nach oben aus und lege ausatmend deine Hände an die Taille. Blicke einatmend zur Stirn und beuge ausatmend deinen Oberkörper nach vorne und unten, schaue dabei zur Nase. Löse deine Hände einatmend und fasse mit beiden Händen deine Ellbogen. Schaukele für die nächsten 5 Atemzüge mit den Armen von rechts nach links (Abb.), dann löse die Armhaltung und lege die Hände wieder an die Taille.

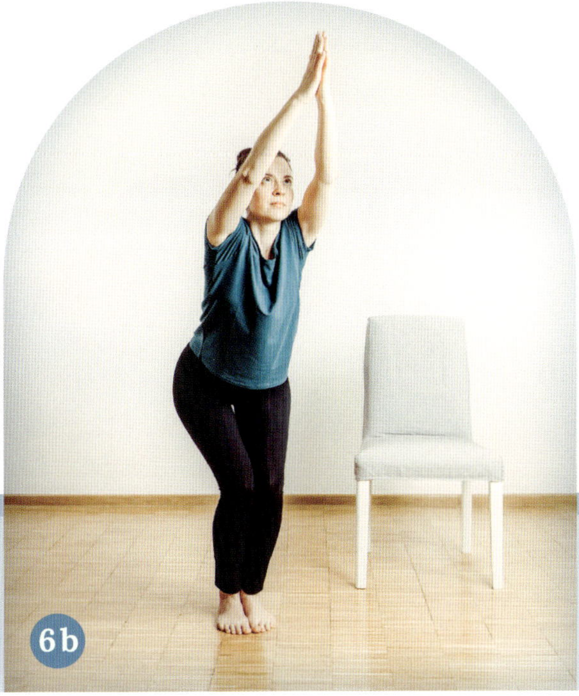

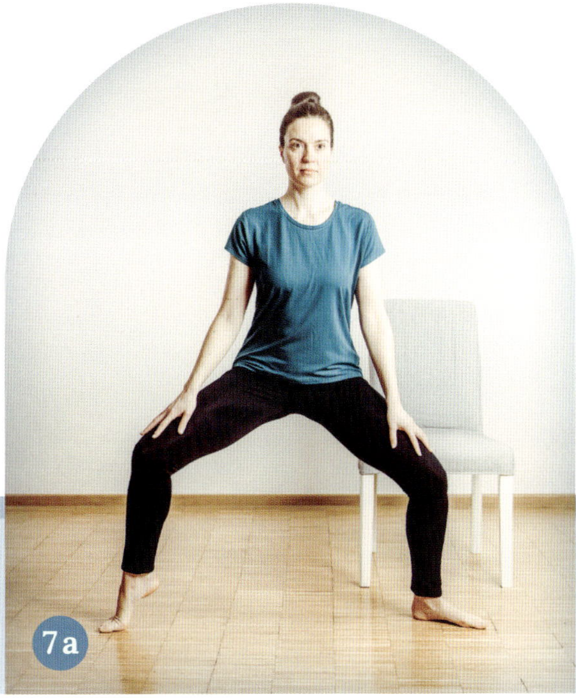

6b

Einatmend richtest du dich auf. Ausatmend beugst du deine Knie und ziehst sie zueinander. Strecke einatmend deine Arme schräg nach oben und lege die Handflächen zusammen. Bleibe in dieser Position für die nächsten 3 Atemzüge und schaue dabei zu den Händen (Abb.).

7a

Einatmend richtest du dich auf und grätschst deine Beine, wobei die Zehen seitwärts ausgerichtet sind. Lege deine Hände auf die Oberschenkel. Hebe rasch die rechte Ferse (Abb.) und lasse sie wieder sinken. Hebe direkt die linke Ferse und lasse sie wieder sinken. Bleibe für die nächsten 5 Atemzüge in dieser rhythmischen, abwechselnden Bewegung. Mit dem nächsten Einatmen beendest du die Bewegungsabfolge.

→

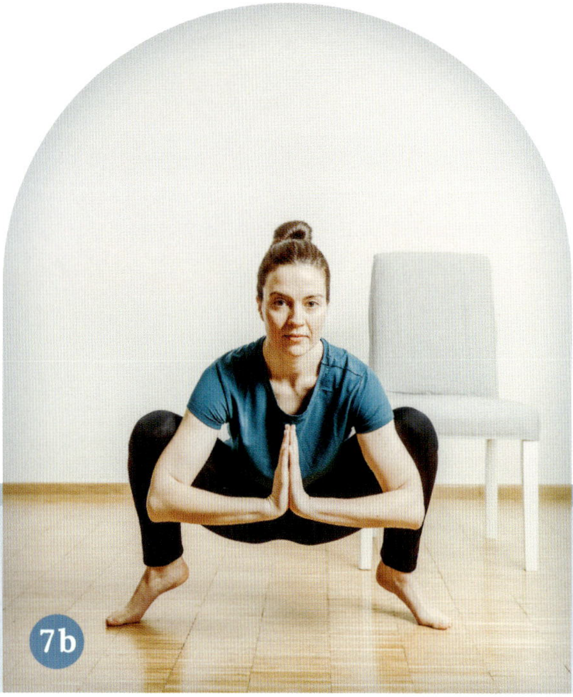

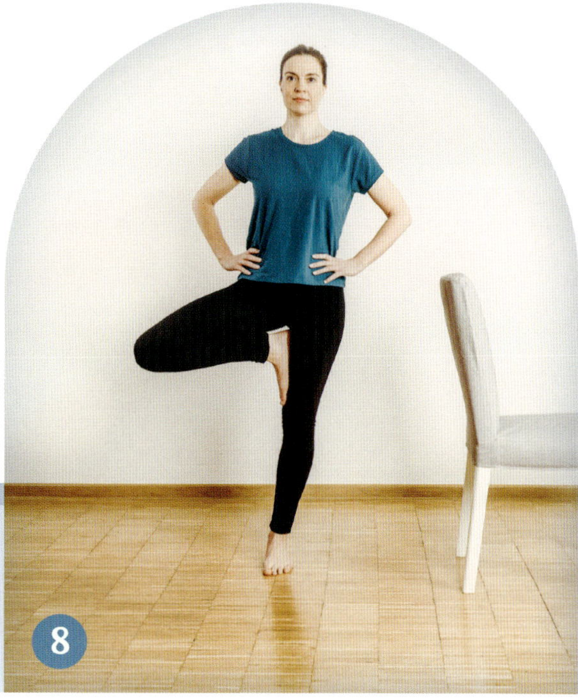

7b

Ausatmend sinkst du langsam in eine tiefe Hocke. Hebe einatmend die Fersen leicht an und lege die Handflächen zusammen. Versuche mit den Ellbogen die Knie etwas mehr zu öffnen, dabei blickst du geradeaus (Abb.). Halte die Position für 3 Atemzüge. Strecke einatmend deine Beine und verschränke deine Hände hinter dem Rücken, die du Richtung Boden hinunterziehst und dabei zur Stirn schaust. Bleibe für 3 Atemzüge in dieser Haltung. Löse einatmend die Hände und lockere den gesamten Körper kurz auf, indem du Arme und Beine schüttelst und den Unterkiefer mehrmals von rechts nach links bewegst.

8

Beuge dein rechtes Knie und greife mit beiden Händen deinen Fuß. Presse die Fußsohle einatmend innen an den linken Oberschenkel und lege deine Hände in die Taille (Abb.). Schaue geradeaus und fixiere einen Punkt. Bleibe 5 Atemzüge in der Haltung und nimm dann die Position mit dem anderen Bein ein.

TIPP

Falls es dir in dieser Haltung zu wackelig wird, hilft die Übungsalternative auf S. 109 weiter.

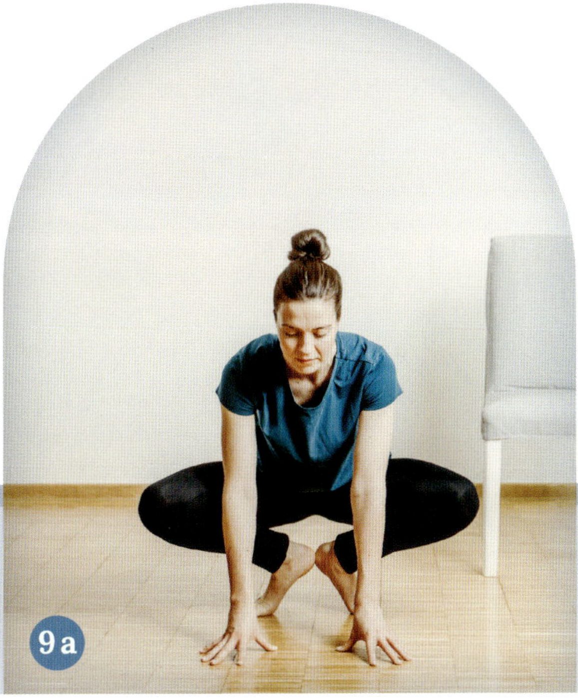

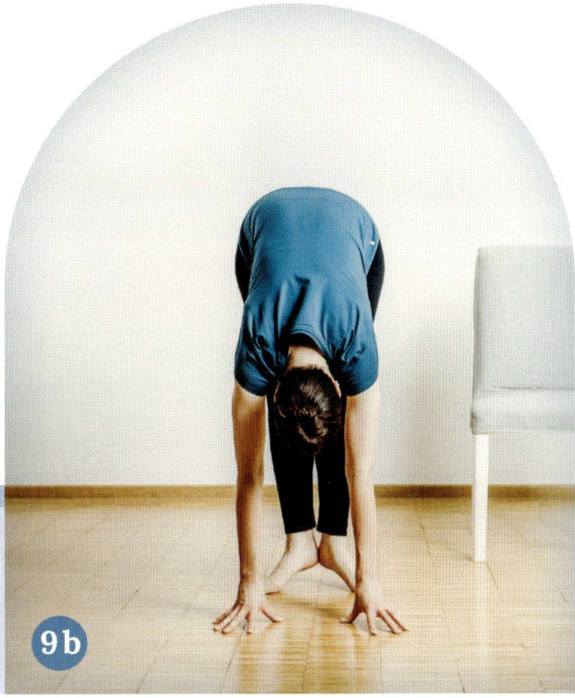

9a

Löse die Haltung auf und stelle die Füße V-förmig auf, dabei berühren sich die Fersen leicht. Einatmend hebst du deinen Brustkorb an und ausatmend beugst du deine Knie, wobei sich deine Fersen heben. Setze die Fingerspitzen vor dir auf dem Boden ab und beuge dich mit dem Oberkörper etwas nach vorne (Abb.).

9b

Einatmend streckst du die Beine (Abb.) und ausatmend beugst du sie. Wdh. die Übung 3x, dann löse sie auf. Führe die Bewegung nur so weit aus, wie sie für dich angenehm ist.

→

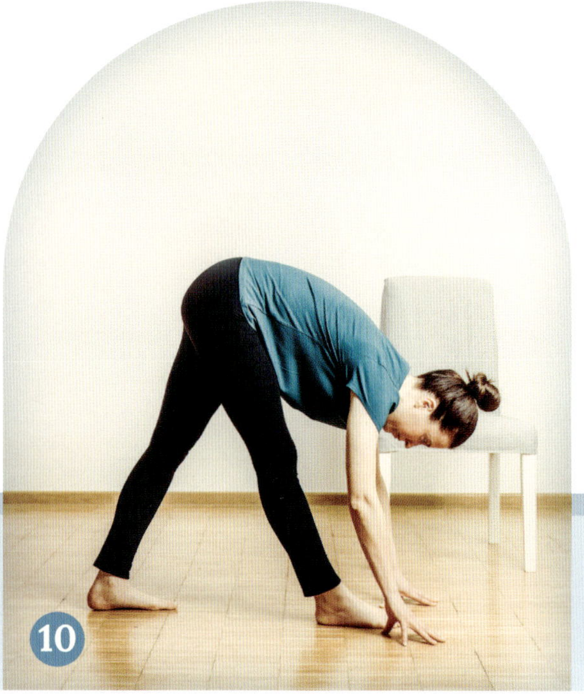

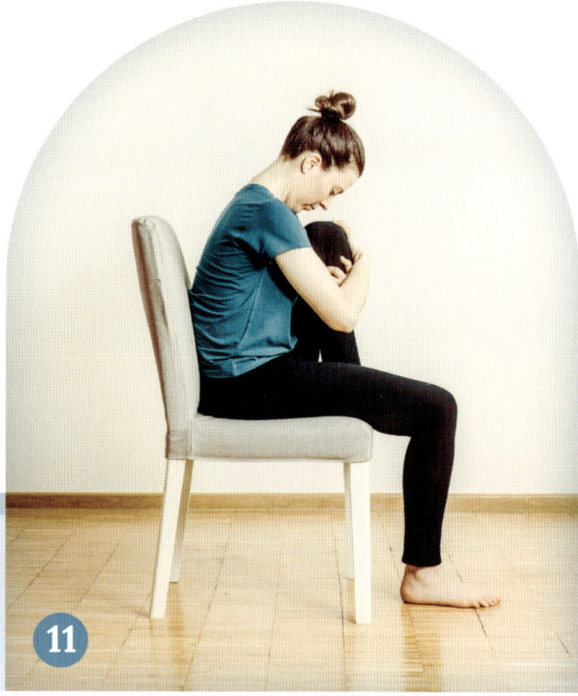

10

Stelle dich gerade hin und setze den rechten Fuß einen halben Meter nach vorne. Den linken Fuß setzt du etwas seitlich nach links, sodass sich beide Fersen auf einer Linie befinden. Ausatmend beugst du deinen Oberkörper nach vorne und setzt die Fingerspitzen beider Hände rechts und links neben dem rechten Fuß auf. Ziehe die rechte Hüfte sanft nach hinten und schaue dabei zum rechten Fuß (Abb.). Bleibe 3 Atemzüge in der Haltung und wdh. die Übung auf der anderen Seite mit dem linken Fuß. Richte dich auf und setze dich zurück auf den Stuhl.

11

Greife einatmend mit beiden Händen in die linke Kniekehle und hebe das Knie so weit an, dass du den linken Fuß auf die Sitzfläche stellen kannst. Umfasse dein linkes gebeugtes Knie mit beiden Armen und ziehe es ganz nah an den Brustkorb heran, dabei senkt sich dein Kopf nach unten. Blicke zur Nase und bleibe in dieser Haltung für 3 Atemzüge (Abb.). Wdh. mit dem rechten Fuß und lockere dich im Anschluss kurz auf.

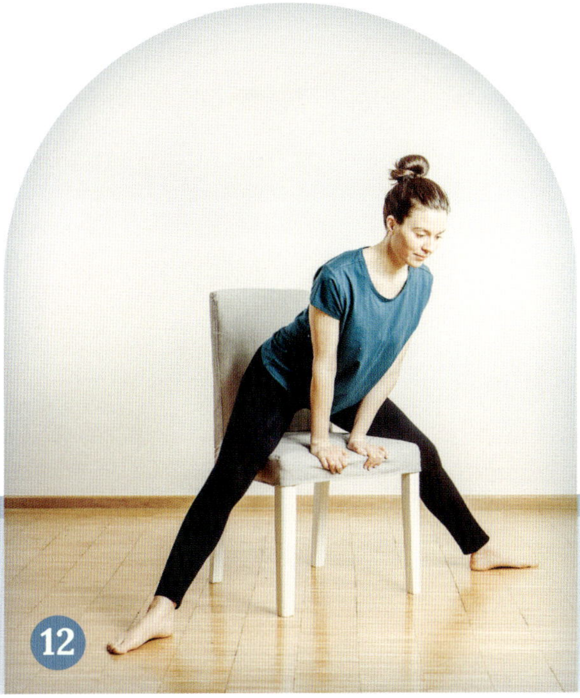

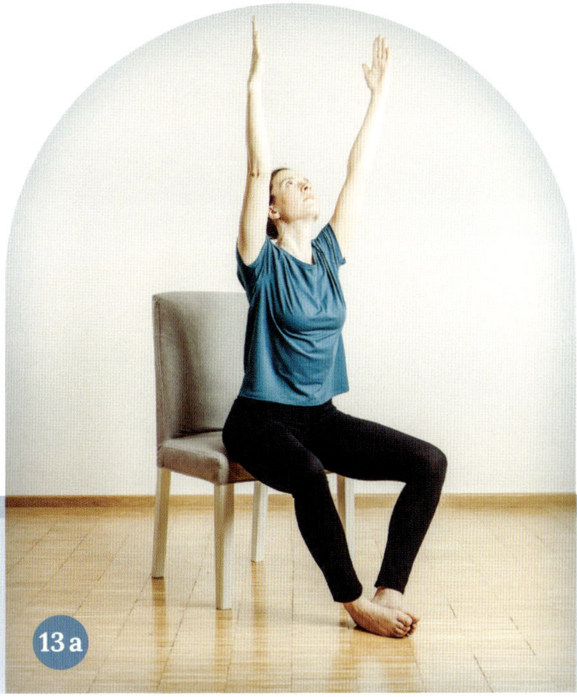

12

Grätsche beide Beine so weit wie möglich über die Sitzfläche und lege deine Hände vorne an der Stuhlkante ab. Hebe einatmend deine Hüfte an und setze die Fersen auf dem Boden ab. Beuge den Oberkörper leicht nach vorne und blicke zur Nase, dabei ziehen deine Ellbogen in Richtung Rippen (Abb.). Bleibe für einen tiefen Atemzug in der Haltung und setze dich wieder hin.

13 a

Rücke vor bis an die Stuhlkante und lege beide Fußsohlen aneinander. Lege die Hände auf die Oberschenkel und drücke einatmend die Fußsohlen fest zusammen. Länge die Wirbelsäule, indem du die Arme nach oben streckst. Lege deinen Kopf in den Nacken und richte deinen Blick zur Stirn (Abb.). Bleibe für 3 Atemzüge in dieser Haltung und löse sie dann auf.

→

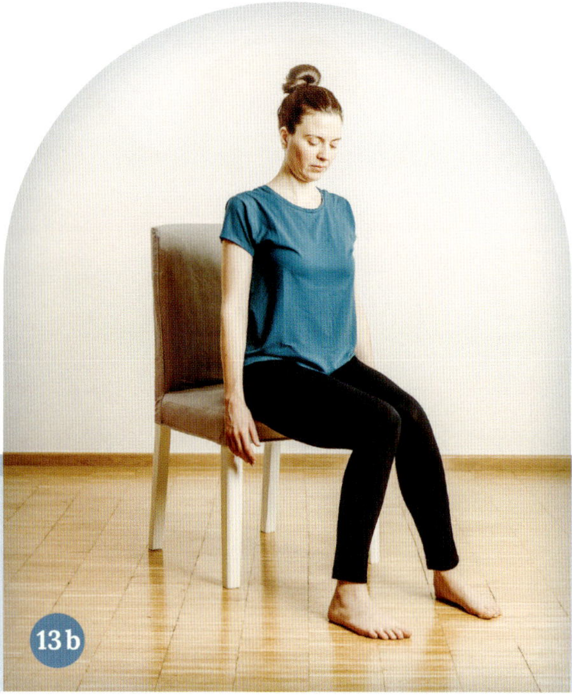

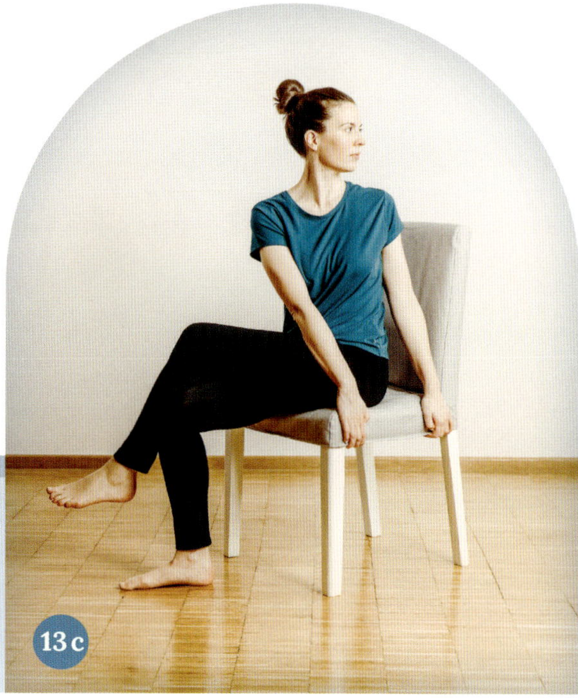

13 b

Ziehe einatmend deine Knie zusammen, dabei schiebst du deine Füße auseinander. Senke ausatmend dein Kinn in Richtung Brustbein und schaue zur Nase. Halte die Position für 3 Atemzüge (Abb.).

13 c

Lockere dich kurz auf und lege einatmend dein linkes Knie über dein rechtes. Drehe den Oberkörper nach links und greife mit beiden Händen in die linke seitliche Sitzkante. Atme tief ein und aus und schaue dabei sanft nach links (Abb.).

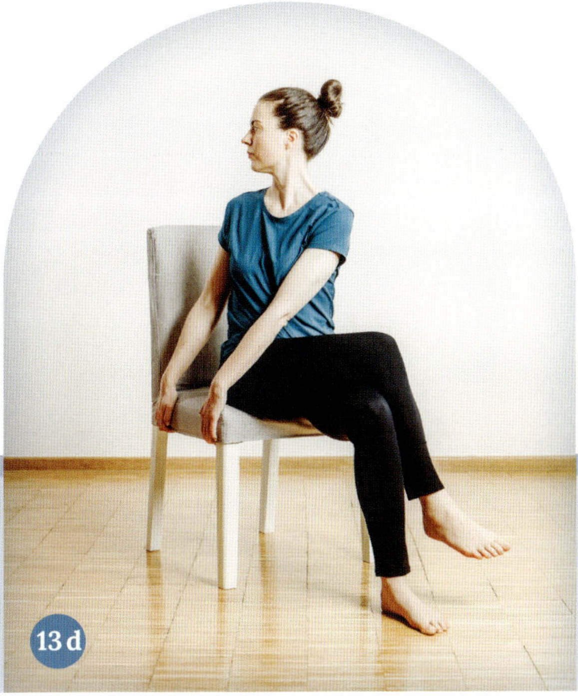

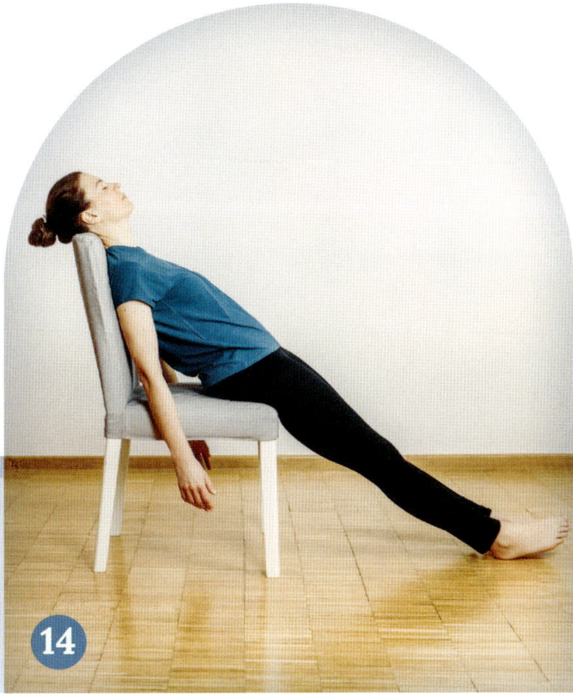

13 d

Mit dem nächsten Einatmen löst du die Haltung und wdh. die Drehung auf der anderen Seite. Schaue dabei sanft nach rechts (Abb.).

14

Löse die Haltung auf und lehne dich entspannt nach hinten, dabei streckst du deine Beine langsam nach vorne aus und lässt die Füße seitwärts auseinanderfallen (Abb.). Presse deine Augen 3x fest zusammen und blase deine Backen kräftig auf. Atme tief und geräuschvoll aus dem Mund aus und schließe sanft deine Augen. Bleibe 3 Min. in dieser entspannten Haltung und lausche deinem Ein- und Ausatmen.

15

Richte dich entspannt wieder auf und beende den Flow mit der Ujjayi-Atmung (→ S. 9).

FINGERYOGA

Die Haltungen im Fingeryoga werden im *Sanskrit*, der Sprache des Yoga, *Mudras* genannt. Mudras sind als kraftvolle Handgesten bekannt. Uns ist gar nicht bewusst, wie sehr wir einige dieser Mudras schon längst kennen: In vielen Lebenssituationen legen wir unbewusst Haltungen mit den Händen und Fingern ein, die uns in Ruhe, Konzentration, Kraft und Vitalität unterstützen. Mudras sind sehr effektiv in der Anwendung. Es ist ein großes Geschenk an uns selbst, wenn wir einige davon bewusst verstehen, einsetzen und sogar weitergeben.

Es gibt unzählig viele Mudras aus vielen Kulturen der ganzen Welt. Ich habe für dieses Buch 15 Mudras gewählt, die sehr gut zu den jeweiligen Flow-Themen passen und recht einfach zu praktizieren sind. Ich empfehle dir, die jeweilige Mudra in Ruhe ganz am Ende jedes Flows, also nach der Atemübung auszuführen. Halte jede Mudra mindestens 3 Minuten. Du kannst sie natürlich auch ganz unabhängig von den Flows öfter am Tag anwenden, und sogar mehrere. Je nach Thematik suchst du dir einfach eine oder mehrere passende Mudras aus und lässt dich von ihrer Wirkung überzeugen.

GOOD *to* KNOW

Lege die Mudras immer mit beiden Händen gleichzeitig ein, wenn sie nicht ohnehin miteinander verbunden sind.

1. BASIC FLOW · *Dhyana Mudra*

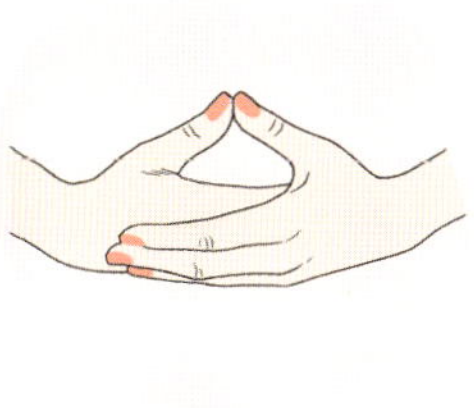

Lege die Hände in den Schoß, die rechte Hand liegt auf der linken und die Handflächen zeigen nach oben. Die Spitzen der Daumen berühren sich. Die Dhyana Mudra hilft dabei, in die eigene Mitte und Stille zu finden sowie das eigene Potenzial und die innere Stärke zu erkennen.

2. GLOW FLOW · *Varun Mudra*

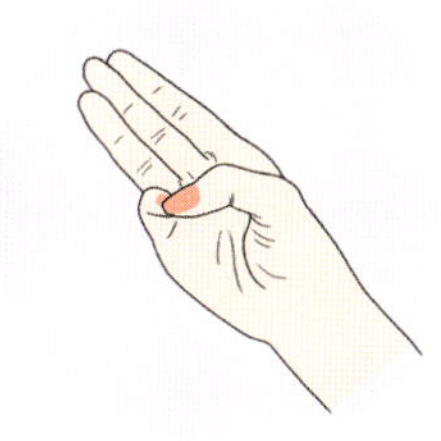

Berühre die Spitze des kleinen Fingers mit der Spitze des Daumens und halte die anderen Finger gerade und entspannt. Die Varun Mudra beeinflusst den Wasserhaushalt im Körper positiv. Sie versorgt deine Haut mit Feuchtigkeit und lässt dich strahlen. Sie unterstützt eine emotionale Ausgeglichenheit und Stabilität.

3. NECK-SHOULDER-FLOW · *Shaakini Mudra*

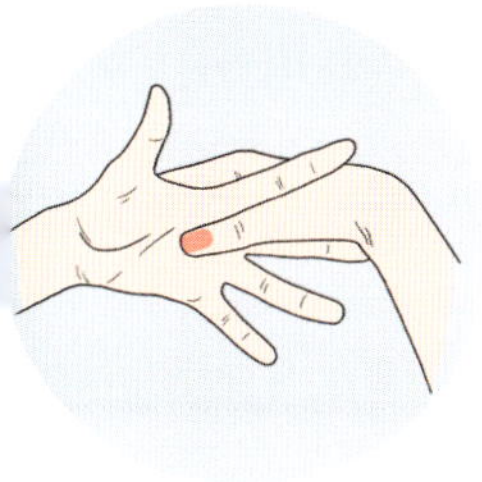

Lege den rechten Daumen in die Mitte deiner linken Handfläche zwischen dem Zeige- und Mittelfinger. Drücke ihn leicht in die Handfläche hinein. Die rechte Hand liegt entspannt am linken Handrücken und drückt leicht dagegen. Lege die Hände in dieser Haltung entspannt auf den Oberschenkeln ab. Die Shaakini Mudra löst Verspannungen in Nacken, Kiefergelenk und Schultern.

4. ROTATION FLOW · *Gyan Mudra*

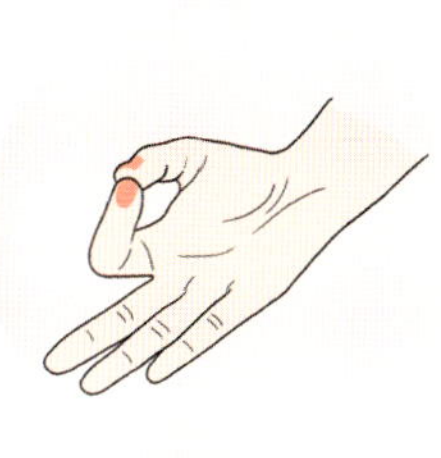

Berühre die Spitze des Daumens sanft mit der Spitze des Zeigefingers, während die restlichen Finger gerade und entspannt ausgestreckt sind. Die Gyan Mudra beruhigt den Geist, baut Stress ab und stärkt deinen Fokus.

5. HIP FLOW · *Sandhi Mudra*

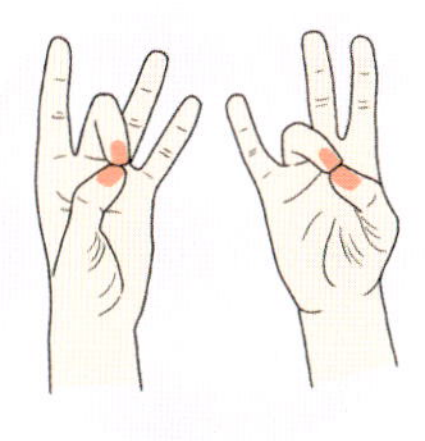

Diese Mudra wird grundsätzlich beidhändig ausgeführt. Bei der rechten Hand legst du die Spitze des Ringfingers an die Daumenspitze und hältst den kleinen Finger, Mittelfinger und Zeigefinger ausgestreckt. Bei der linken Hand legst du die Spitze des Mittelfingers an die Daumenspitze, kleiner Finger, Ringfinger und Zeigefinger bleiben ausgestreckt. Alle großen und auch kleinen Gelenke des Körpers werden durch die Sandhi Mudra unterstützt.

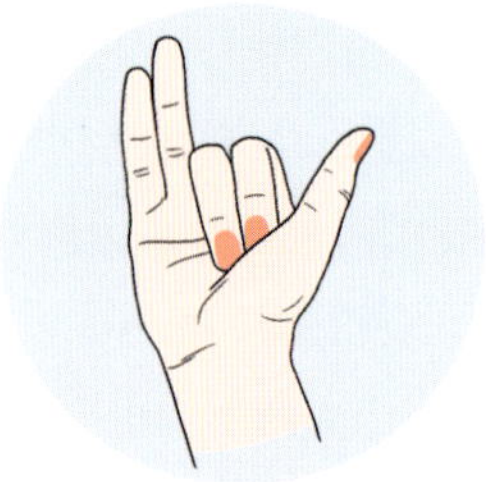

6. BALANCE FLOW · *Vishnu Mudra*

Beuge Zeigefinger und Mittelfinger geschlossen zur Handfläche hin, während Daumen, Ringfinger und kleiner Finger gestreckt bleiben. Die Vishnu Mudra symbolisiert die Geste des universellen Gleichgewichts und unterstützt dich beim Wunsch nach Balance auf allen Ebenen.

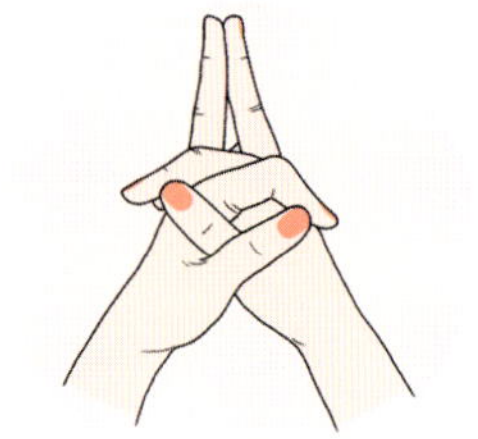

7. EASY FLOW · *Matangi Mudra*

Beide Hände sind am Bauchnabel. Verschränke alle Finger, strecke langsam deine Mittelfinger aus und drücke sie sanft zueinander. Atme für einige Minuten tief durch die Nase ein und aus. Spüre dabei die Bewegungen deines Bauches. Die Matangi Mudra hilft bei der Manifestation deiner Wünsche und kann deinen Atemzyklus verbessern.

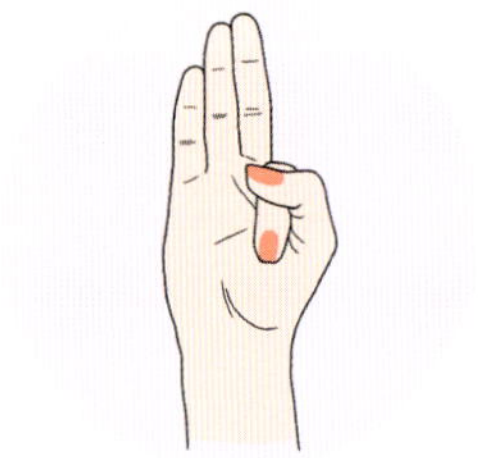

8. BEND-FORWARD-FLOW · *Vayu Mudra*

Berühre deinen eingeklappten Zeigefinger sanft mit dem Daumen, während die anderen Finger entspannt ausgestreckt bleiben. Atme ruhig und tief, um die Wirkung zu verstärken. Die Vayu Mudra unterstützt dabei, die Luftenergie im Körper zu regulieren. Sie ist bekannt dafür, innere Ruhe zu fördern und Stress abzubauen.

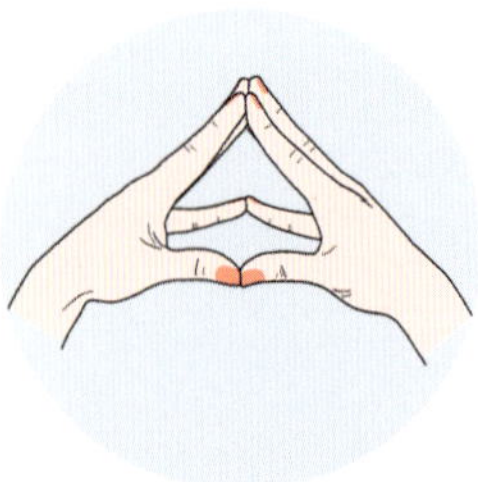

9. WARRIOR FLOW · *Hakini Mudra*

Die Fingerspitzen beider Hände berühren sich mit gespreizten Fingern. Die Hakini Mudra fördert die Konzentration, unterstützt die Leistung des Gehirns und kann das Selbstbewusstsein steigern.

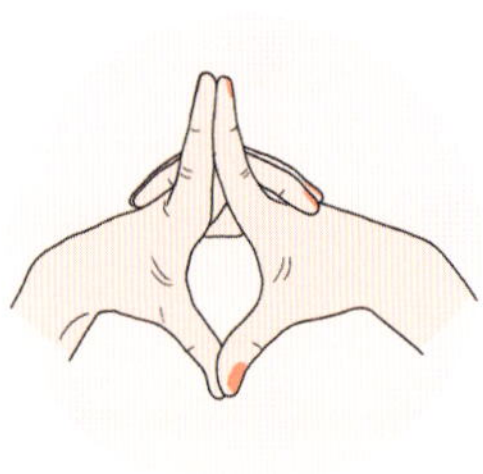

10. SHAKE FLOW · *Uttarabodhi Mudra*

Zeigefinger und Daumen beider Hände liegen aneinander. Die Zeigefinger sind nach oben ausgerichtet und die Daumen nach unten. Die restlichen Finger sind ineinander verschränkt. Die Uttarabodhi Mudra erfrischt dein ganzes System. Sie bringt Klarheit und unterstützt deine Konzentration.

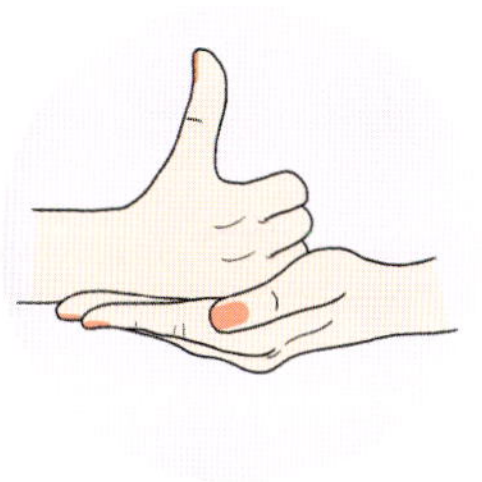

11. CORE FLOW · *Agni Mudra*

Halte deine linke Hand wie eine Schale offen und lege deine rechte Hand, die zu einer Faust geformt ist, dort ab. Strecke deinen rechten Daumen nach oben und lege die Hände in dieser Haltung in deinen Schoß. Diese Mudra unterstützt dich, deine Mitte zu finden und vitaler zu sein.

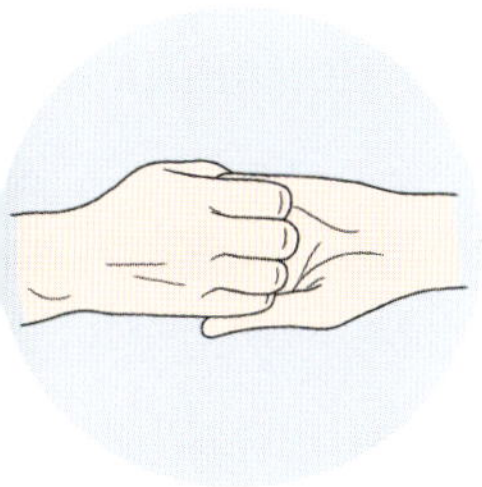

12. POWER FLOW · *Ganesha Mudra*

Lege die Hände auf Höhe des Brustkorbs so zusammen, dass der linke Handrücken zum Körper zeigt und der rechte Handrücken nach außen. Die Finger sind ineinander verhakt. Ziehe die Hände mit der Kraft deiner Arme auseinander, die Finger bleiben dabei fest verhakt. Die Ganesha Mudra stärkt dein Selbstvertrauen besonders in herausfordernden Momenten. Sie zeigt dir deine eigene Kraft.

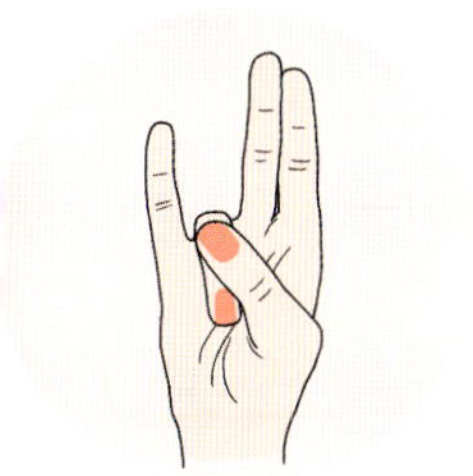

13. DETOX FLOW · *Surya Mudra*

Beuge deinen Ringfinger und lege den Daumen mit etwas Druck über das mittlere Fingerglied. Zeige-, Mittel- und kleiner Finger sind so gut es geht gestreckt. Lege die Hände bequem im Schoß ab und schließe deine Augen. Die Surya Mudra regt deinen Stoffwechsel an, unterstützt dich bei deiner Entgiftung und kann Verstimmungen lindern.

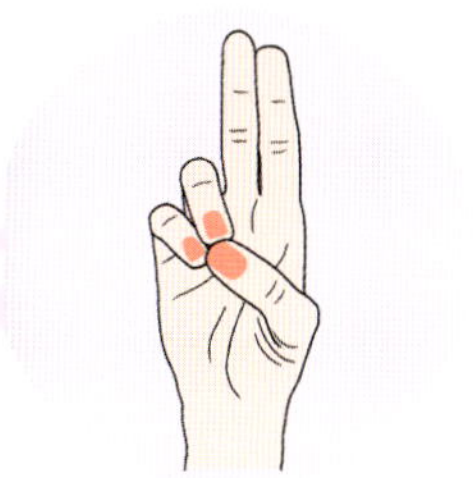

14. PRANA FLOW · *Prana Mudra*

Drücke die Spitze des Ringfingers und des kleinen Fingers gegen die Daumenspitze. Zeige- und Mittefinger sind dabei ausgestreckt. Diese Mudra stärkt deine Lebenskraft und unterstützt deine Vitalität auf allen Ebenen.

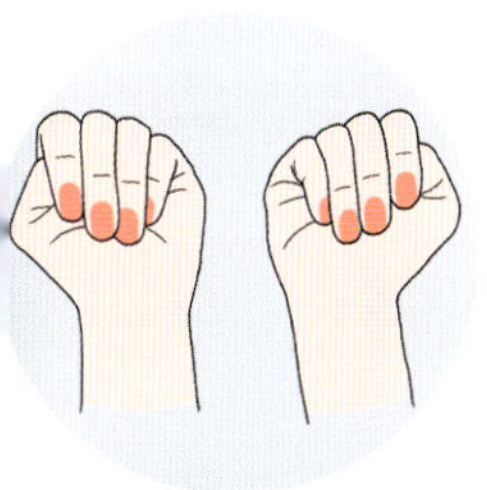

15. CALMA FLOW · *Tse Mudra*

Lege den Daumen jeder Hand in die Handfläche und schließe sie mit den übrigen vier Fingern zu einer sanften Faust. Falls du sitzt, kannst du die Handrücken entspannt in den Schoß oder auf den Oberschenkeln ablegen. Die Tse Mudra spendet dir Ruhe, inneren Halt und tiefe Geborgenheit.

Die Autorin

Rubina M. Klask ist zertifizierte Yoga-Lehrerin, Ayurveda- und Yoga-Therapeutin. Als studierte Musikerin mit jahrelanger Balletterfahrung sind Musik und Bewegung ihr Lebenselixier. Seit mehr als 20 Jahren ist sie selbst praktizierende Ashtanga-Yogini und unterrichtet an zwei renommierten Yoga-Schulen in Köln. Darüber hinaus empfängt sie ihre Schüler, Schülerinnen und Klienten in ihrem Praxisraum „calma, Yoga und Ayurveda" für maßgeschneiderte Programme und Workshops. Sie liebt es, Yoga für alle zugänglich zu machen und bringt mit „calma" ihre Yoga-Flows sogar in die Mittagspausen von Unternehmen.

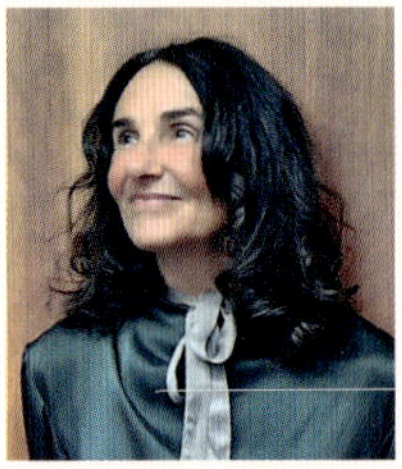

www.calma-cologne.com

Danke:

Mata, Marita Maria Katharina Richarz. Liebe, Schönheit, Würde, Scharfsinnigkeit, Wissen und dein einzigartiger Humor lassen mich tiefes Glück empfinden.

Meinem liebenden Mann an meiner Seite.

VEMAG überhaupt und insbesondere Naumann & Göbel Verlagsgesellschaft, mit all seinen wunderbaren Menschen. Ihr macht den Unterschied.

Dr. Holger Schneider und Sascha Heinen

Birgit Wenderoth und Susanne Kuhn, für eure Art und euer Wissen.

Allen Yoga-Teilnehmern der Mittagsrunden – es ist besonders schön mit euch.

Karin Westhoven, Kayla, Felix und Susanne für das inspirierende Shooting.

An alle Yoga- und Ayurveda-Lehrer und Begleiter: insbesondere Sri T. Krishnamacharya und Edward Clarke.

Simone Picha für alle Chancen des Wachsens und ihrer Schule (Ginger Up).

Dem Shunia Zentrum, Köln: insbesondere Rama und Heike, Gabi, Katrin, Karin, Pia, Jeanette, Nathalie, Sabhia, Barbara.

An Nicola Richter, Renate Schmidt, Barbara Feind, Brigitte Kütscher, Dorothee, Isabel, Corinna, Oliver, Britta, Désirée, Franz.

An alle Yoga-Starter, Macher und Fortgeschrittene. Unsere Körper sind Komplizen und ständige Informanten, sie tun alles für uns. Yoga öffnet uns den Weg des feinen Lauschens.

Danke an meine treuen Freunde …
Salema und immer wieder dem Mond.

Atmen wir das Leben.
Rubina ❤

Bildnachweis

Übungsfotos: Kayla Kauffman und Felix von der Osten
Porträtfoto Autorin: Susanne Kuhn
Illustrationen Mudras: Vanessa Weuffel
Schmuck-Illustrationen und Icons: stock.adobe.com: © Chelpanoff, © Katikam, © Upnowgraphic Studio

Model: Karin Westhoven
Shooting Location: Shunia Zentrum, Köln
Redaktion: Susanne Kuhn
Umschlag & Layout: Bianca Hanfland
Satz & Gestaltung: Melanie Krötz
Audio-Aufnahmen: ping Tonstudios Gerd Nesgen, Köln; Sprecherin: Rubina M. Klask